免疫力を高めて病気を治す画期的治療法

「自律神経免疫療法」入門

すべての治療家と患者のための実践書

三和書籍

は じ め に

──気を通す「つむじ理論」よりの提言──

「すべての研究は正しい認識においては無限の可能性が予約されるが，誤った認識においてはすぐ壁に突き当たって1歩の前進も許されない」

元東北大学医学部講師の斉藤章先生の言葉です．

私が現在行っている「自律神経免疫療法」は，自律神経のバランスを整え，免疫力を高めて病気を治癒に導く治療法です．この治療法にたどり着くまでには，新潟大学大学院の安保徹教授，横浜の開業医・浅見鉄男先生，そして斉藤章先生といった方々の教えがあったからこそ前進できたのであり，多くの出会いに感謝するばかりです．

斉藤先生は昭和16年8月，「腸チフス及びパラチフス患者の口腔内に於ける病原菌の消長，特に口腔内保菌に就いて」の論考を突破口に，次々と精力的に膨大な研究成果を上げられました．昭和33年10月，「感染症の白血球増多及び減少の成因」の研究にたどり着き，自律神経系と免疫系の相関関係を説いた「生物学的二進法」（参照・第2章 p.42）を報告されました．

この大発見の研究に欣喜雀躍され，無我夢中で研究に邁進され，ついには「すべての病因はこの生物学的二進法で説明される」と研究会で発表されますが，だれ1人として賛同する人はなく，論文もしばらくは黙殺されたままでした．斉藤先生の同級生が審査員になったときに，ようやく大量の論文が世に出ましたが，当時はフレミングによってペニシリンが発見され結核が難病でなくなる時期であり，生物学的二進法はだれにも注目されないままでした．

平成6年5月，私と安保教授は，盛岡で行われた日本温泉気候物理医学会で，「気圧と虫垂炎」について発表を行い，仙台で斉藤先生のお墓にお参りさせていただいた後，先生の奥様とご子息の博先生にお目にかかりお話をうかがいました．いまも記憶に残る先生のエピソードをここに書き留めておきたいと思います．

　ある日，庭木の手入れで植木職人がやってきたところ，先生は職人にお茶を出し，さらにお酒までふるまって，「生物学的二進法」を説明され，最後に文献を職人に手渡されたそうです．当時，学生への講義は月に1度しか与えられず，研究会の発表では予定時間を過ぎても説明し続けたため，壇上から力ずくで引き下ろされたこともあったそうです．こうしたエピソードをうかがうほどに，私は先生の研究，治療に対する情熱と姿勢にただただ頭が下がり，涙がとまらなくなりました．

　平成4年，「気圧と虫垂炎」の研究で安保教授との共同研究を始めたことにより，斉藤先生の論文を拝読したときはその難解さに，なんだかさっぱりわからないというのが本音でした．しかし，臨床の場で患者を一生懸命「診る」ことで，だんだんと斉藤先生の言葉の意味が身にしみてわかるようになりました．今後も患者さんの協力を得て，自律神経と白血球のバランスをにらみながら，「生物学的二進法」にそった効果的な治療法を求めていきたいと思っています．

誰もが実践できる免疫治療

　現在，私は年数回の講演活動を通して自律神経免疫療法の治療内容と治療理論について説明していますが，直接お話をするという方法には限界があり，「自律神経免疫療法を実際に学びたい」という医師や鍼灸師の先生方の希望に，なかなかお応えすることができません．

　そこで，少しでも多くの治療家のみなさんに治療の実際と理論をご紹介したいと考え，治療の内容をまとめました．DVDではモデルさんを使って治療の手順を解説したものと，パーキンソン病の患者さんの治療を紹介していますので，治療の参考にしていただければ幸いです．

　すでに自律神経免疫療法を実践されている先生方の中には，白血球のデータと病状のギャップに戸惑って治療に逡巡したり，治療が思うように展開しなかったりして壁に突き当たっている方がいるかもしれません．

　治療に際して遭遇する諸問題について，安保教授は専門である免疫学の立場から第2章で，私は治療のやり方や症例を通して第3章で解決方法を述べました．治療で迷ったときは，患者さんのお話をしっかり聞き，全身をくまなく診て，指で治療点を探ってみることが大切です．疑問の答えは患者さんの体と白血球のデータの中に，かならず見いだすことができます．

　自律神経免疫療法は特別な器具を使わなくても，乾布摩擦や爪もみ，つむじ押し（参照・第5章）などで十分に応用できる治療法です．病気を治すのは患者さん自身ですから，患者さん本人や，そのご家族にも本書を大いに利用していただきたい

と考え，内容はできるかぎり平易に記しました．自律神経と白血球の知識を持っていただければ，今日から誰もが自律神経免疫療法を行うことができ，自分で病気を治したり，体調不良を解消したりできるのです．

　一般の方もぜひ DVD を参考にされて，ご自身の養生に役立ててください．この本の制作にあたったスタッフの方は，DVD を見ながら私が行った通りに体を手でさすってみたところ，翌日の寝覚めがすこぶるよく，何週間も続いていた肩こりが楽になり，澱のようにたまっていた疲労感が抜けて気分もスッキリしたといいます．

　第 5 章で紹介しているさまざまな養生法は，小学校 3 ～ 4 年くらいから理解できますし，親御さんがやり方を教えてあげさえすれば幼稚園児も行うことができます．アトピー性皮膚炎やぜんそく，鼻炎を抱えているお子さんは，乾布摩擦や爪もみなど，できるところからはじめてみるといいでしょう．

　私が知っている最年少の例は，4 歳のアレルギー性鼻炎の女の子です．このお子さんはお母さんから爪もみを習い，鼻が詰まったときは自分で両手指の爪をもんで鼻通りを良くしています．子どものアレルギー性疾患は，本人がやる気を出すときわめて良好な経過をたどります．

　患者さんの体験談の中には病気を治す工夫や知恵が豊富につまっています．不快な症状で辛いとき，気持ちが落ち込んだときは，他の患者さんの体験が元気を与えてくれます．第 6 章では，ガンやパーキンソン病，関節リウマチ，うつ病，アトピー性皮膚炎など，病気を体験された患者さんのお話を紹介しています．

実は私自身，心臓病や脳梗塞，うつ病で苦しんだ時期がありました．しかし，病気になったおかげで多くのことを学び，病気から得た気づきを今日の治療に反映させることができました．一患者として，第4章で私も体験を述べさせていただきました．本書がさまざまな病気治療に役立つことを願ってやみません．

　平成19年8月

福田稔記す

目　次

はじめに ……………………………………………………………………… i

第1章　心と体に効く免疫療法

自律神経免疫療法の3つの特長 ……………………………………… 2
病気の発症のメカニズムを明らかにした免疫理論 ………………… 4
自律神経の乱れが万病を招く ………………………………………… 6
自律神経のバランスを整えれば病気は治る ………………………… 9
治療には患者さんの努力が不可欠 …………………………………… 10
つむじ理論で治療効果が増大 ………………………………………… 11
高気圧で虫垂炎が重症化する謎 ……………………………………… 14
「白血球の自律神経支配の法則」を発見 …………………………… 16
環境と体・心をつなぐ自律神経 ……………………………………… 18
気象が変われば免疫力も変わる ……………………………………… 19

第2章　病気を治す免疫のしくみ　　安保　徹

現代医学で慢性病は治せない ………………………………………… 22
今日から臨床で実践できる免疫理論 ………………………………… 23
適切なアドバイスでガンは治っていく ……………………………… 25
全身を循環して体を守る白血球 ……………………………………… 26
年齢に応じて防御態勢も変わる ……………………………………… 29
マクロファージの働き ………………………………………………… 30
全身の細胞を統括する自律神経 ……………………………………… 33

免疫力は自律神経のバランスで決まる	37
交感神経，副交感神経に反応するマクロファージ	41
「福田―安保理論」のルーツ	42
ストレスをためる無理な生き方が免疫力を低下させる	43
大量の活性酸素で組織が破壊される（顆粒球の増加）	44
内臓の働きが悪くなり，低体温になって免疫力が低下する（血流障害）	48
免疫力が低下し病気を呼び込む体調になる（リンパ球の減少）	50
便秘，排尿障害，腎臓結石が起こりやすく，ガンに攻撃力を発揮できない（排泄・分泌能の低下）	50
楽過ぎる生き方も病気を招く	51
「うっ血」により低体温になり免疫力が低下する（血管拡張）	51
リラックス過剰による気力・体力の減退，過食による肥満	54
アレルギー疾患にかかりやすい（リンパ球の増加）	54
出過ぎる害もある（分泌・排泄能の亢進）	55
知覚が過敏になる（プロスタグランジンの増加）	55
ストレスに気づくことが治癒に向かう第一歩	56
薬で病気は作られる	57
慢性病にステロイド剤を使ってはいけないわけ	60
現代薬の常用は複数の合併症をもたらす	61
不快な症状は治癒反応．抑えこまずに促すことが大切	64
免疫力を高めて治癒を促す自律神経免疫療法	67
副交感神経を効果的に刺激し，回復反応を促す	68

治療に迷ったら ··········· 69
- リンパ球比率がなかなか上がらないときは ··········· 69
- 治癒率が下がっていくときは ··········· 70

第3章 自律神経免疫療法　治療の実際

気と血液を流し自然治癒力を高める ··········· 74
白血球のバランスを調べながら治療を進める ··········· 76
1. 治療の見通しが立てやすい ··········· 76
2. 治療効果を確認しながら治療ができ，適確に病態把握ができる ··········· 77
3. 患者さんが生活を改善しやすくなる ··········· 80
4. 血液検査の実施方法 ··········· 80

治療の実際 ··········· 81
1. 治療点を見つけるコツ ··········· 81
2. 問診のポイントは「診て，聞いて，触って，話す」 ··········· 83
3. 治療で用いる器具 ··········· 84
   - 自律神経を刺激する効果が高い ··········· 84
   - 治療が簡便である ··········· 85
4. 刺激する順序 ··········· 86
   - （1）指先から腕への治療 ··········· 88
   - （2）肩から腹部，足の付け根（鼠径部）への治療 ··········· 88
   - （3）つむじから背中，腰への治療 ··········· 89
   - （4）腰から足の治療 ··········· 90
   - （5）膝から足の治療 ··········· 91
5. 治療後に生じる変化 ··········· 91
6. 治療の間隔 ··········· 91

(1) 副交感神経優位の病気の治療間隔 ……………………………………… 92
　　　(2) 交感神経緊張の病気の治療間隔 ………………………………………… 92

●ガン …………………………………………………………………………… 94
　　病気の見方 ………………………………………………………………………… 94
　　ガン患者の白血球比率 …………………………………………………………… 95
　　発熱したらしばらく熱を下げない ……………………………………………… 97
　　三大療法の選択 …………………………………………………………………… 97
　　ガンの治療成績 …………………………………………………………………… 98

[症例] スキルス胃ガンが消えた ……………………………………………… 102
　　治療の概要 ……………………………………………………………………… 102

[症例] 4cm大のガンが消えた ………………………………………………… 104
　　治療の概要 ……………………………………………………………………… 105

[症例] 余命3カ月と告知されてから1年半延命する ……………………… 107
　　治療の概要 ……………………………………………………………………… 108

[症例] 胃の悪性リンパ腫が消えた …………………………………………… 109
　　治療の概要 ……………………………………………………………………… 109

[症例] 三大療法を受けず乳ガンと7年間共存 ……………………………… 111
　　治療の概要 ……………………………………………………………………… 112

[症例] ストレスをためず気楽に過ごした3年間（体験談）……………… 115
　　共存できたらいい ……………………………………………………………… 115
　　休診中はおおいにさぼった …………………………………………………… 117
　　3年ぶりの再会 ………………………………………………………………… 118

●潰瘍性大腸炎 ………………………………………………………………… 119
　　病気の見方 ……………………………………………………………………… 119

[症例] 15歳から闘病生活で「生きる力」を失っていたが，自律神経免疫療法に出会って完治する ... 120
    治療の概要 ... 121

● **アレルギー疾患**（アトピー性皮膚炎・ぜんそく・花粉症）... 123
    病気の見方 ... 124
    成人は90%，10〜15歳では100%の効果 ... 125
    子どもは年齢が低いほど治療期間は短い ... 127

[症例] 脱ステロイドを30歳で決心，仕事をやめ治療に専念 ... 128
    治療の概要 ... 129

[症例] 乳児期からのアトピー性皮膚炎を治す ... 131
    治療の概要 ... 132

[症例] 2歳男児の気管支ぜんそくを自律神経免疫療法で完治 ... 133
    治療の概要 ... 133

● **関節リウマチ** ... 135
    病気の見方 ... 135

[症例] 膝の痛みでほとんど歩けない状態から回復した ... 138
    治療の概要 ... 138

[症例] ステージⅡのリウマチ症状を8カ月で完治 ... 140
    治療の概要 ... 141

● **パーキンソン病** ... 143
    病気の見方 ... 143

[症例] 免疫治療で症状も安定，減薬を試みる ... 145
    治療の概要 ... 145

● **うつ病** ... 147

病気の見方 ･･ 147
気の詰まりが原因 ･･･ 147
交感型と副交感型がある ･･･ 148
うつ病治療の見立て ･･･ 149
うつ病の治療成績 ･･･ 149
[症例] 薬をやめて20kg減量して若返り ･･ 151
　治療の概要 ･･･ 152
[症例] 20年間薬を飲み続けたが改善せず，薬を使わない治療を求めてきた ････････ 154
　治療の概要 ･･･ 154
[症例] 患者さんの"治そう"という気力がとぼしいと完治は難しい ･･･････････････ 156
　治療の概要 ･･･ 156

●冷え ･･ 157
[症例] 腰から下の強い"冷え"が解消 ･･ 159
　治療の概要 ･･･ 159

第4章 うつから学んだ病気の治し方

うつから学んだ病気の治し方 ･･ 162
外科医をやめ自律神経免疫療法に専念 ･･ 162
重度のアトピー性皮膚炎治療でわかった"瞑眩（リバウンド）"の意味 ･･･････････ 164
これからは6, 7分で生きよう ･･ 166
治療成績が落ちた ･･･ 167
死んでしまいたい ･･･ 168
これが「頭寒足熱」ですよ ･･･ 169
病気は本人が治すもの ･･･ 171

xi

「自律神経免疫療法」入門

「百会」から「つむじ」へ..172
『うつは家族で乗り切る』福田良子（耳鼻咽喉科医師）............175

第5章 病気は自分で治す

「自律」してこそ病気は治る..184
病気を克服する食事のあり方とは..185
汗で幸せを握れ..187
 軽い運動で汗を流す..187
 血流促進効果がある乾布摩擦..188
 半身浴で体の芯から温まる..188
 気持ちまで病気にならない..189
 薬はやめる..189
 自律神経免疫療法の家庭版で病気を治す......................190
 つむじ押し..191
 つむじの探し方..191
 やり方..191
  ①つむじを押す..191
  ②つむじから放射状に広がる6本の線を押す........191
 爪もみ..193
 やり方..193

第6章 体験談

歩くこともままならなかったリウマチが寛解した................196
 浅井幸子（仮名，47歳，レストラン経営）

30 年来のアトピーが改善しステロイド剤もやめることができた ……… 205
　　森岡いずみ（仮名，34 歳，主婦）

ステロイド剤をやめてアトピー性皮膚炎を克服 ……… 215
　　木原歩（仮名，7 歳）母・さなえ（仮名，41 歳）

ステロイド剤と抗うつ剤をやめて 7 年来苦しんだ膠原病とうつ病を克服 ……… 225
　　小泉茉莉（仮名，34 歳，家事手伝い）

自律神経免疫療法で手のふるえがとれ歩けるようになった ……… 234
　　近藤春男（仮名，56 歳，会社経営）

手術必至と言われた 2cm 大の顔面のおできが 9 カ月で消失 ……… 238
　　矢島妙子（仮名，64 歳，主婦）

治療が難しいとされるスキルス胃ガンと共存し，毎日が充実 ……… 244
　　水内晴子（仮名，53 歳，営業）

稿を終えるにあたり ……… 252

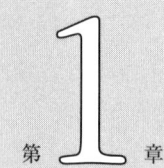

第1章

心と体に効く
免疫療法

自律神経免疫療法の3つの特長

「自律神経免疫療法」は，磁気針や注射針を用いて全身にある治療点を刺激するもので，自律神経のバランスを整え，免疫を高める効果に優れた治療法です．平成8年11月，この治療法の前身である「井穴・頭部刺絡療法」をはじめた頃は，1日に診る患者さんは4～5名でした．その後，自律神経免疫療法へと発展していく過程で，治療を希望する患者さんは右肩上がりに増えていきました．

やがてこの治療法に共感した数名の医師や歯科医師とともに，平成13年4月に「日本自律神経免疫治療研究会」を発足しました．その当時12人だった会員は，平成19年8月現在71名となりました．当初，医師や歯科医師を中心に行われていた自律神経免疫療法ですが，現在では鍼灸医学の治療家約150人の中にも臨床に導入する人が増えつつあります．

専門分野の垣根を越えて，この治療法への関心が高まっている理由を私なりに考えてみますと，次の3点があげられると思います．

1つ目は，この治療がさまざまな病気に威力を発揮する点でしょう．これまでにガンや関節リウマチ，潰瘍性大腸炎，パーキンソン病，膠原病など多くの難病をはじめ，アトピー性皮膚炎，気管支ぜんそく，高血圧，糖尿病，胃潰瘍，耳鳴り，めまい，難聴，白内障，偏頭痛，膝痛，腰痛，円形脱毛，前立腺肥大症，頻尿，不眠症，冷え症，痔，便秘，子宮筋腫，子宮内膜症，不妊症など，さまざまな病気に著効を示しているのです．

2つ目は，治療効果を客観的に判断できる指標をもっているということです．この治療法では定期的に血液検査を行って，免疫をつかさどっている白血球中の顆粒球とリンパ球の比率（白血球の分画）を調べます．後述しますが，この白血球のバランスで患者さんの免疫力を推し量ることができ，治療

の過程で随時，効果測定ができるのです．「患者さんの体の中の状態，免疫力を確かめながら治療を進められるので安心です」と多くの治療家が感想を述べています．

3つ目は，この治療法が全人的な治療による根治治療であることです．

治療では自律神経という体全体にかかわるシステムを整えながら，治癒を促していきます．この方法は，分析的思考に基づいて体を臓器ごとに分け，局所療法を行う現代医療と対極に位置するものです．

臓器別の治療では，個々の器官の異常について診断名を下し，個々の症状にたいして対症療法的に薬を処方します．しかし，一つ一つの症状は，体全体のひずみの一端が現れているにすぎません．体内のさまざまな働きは相互の密接なつながりの中で保たれており，心の影響も強く受けています．心配事があると胃が痛くなるのは，心と体がつながっているからです．「病は気から」と言われるように，心と体は切り離すことはできません．病の本態に迫り，根治治療に結びつけるには，人間全体を診るという方法しかない．自律神経免疫療法に関心をもつ人が増えているのも，医療の世界でそうした考えが徐々に広まっているということではないでしょうか．

自律神経免疫療法が考案された背景には，私と安保徹教授（新潟大学大学院医歯学総合研究科教授）の共同研究を通して確立された「福田―安保理論」があります．これは自律神経と白血球のかかわりを明らかにすることで，病気発症のメカニズム，病気を治すメカニズムを説き明かした理論です．

「福田―安保理論」を理解すると，この治療法がなぜさまざまな病気に効果を発揮するのか，そして病気を治癒させるにはどうすればいいのかも，おわかりいただけると思います．そこで，以下ではこの理論の概要を説明しましょう．理論の柱となる自律神経と白血球の働きについては，安保教授が専門の立場から第2章で詳述しているので，そちらを参考にしてください．

病気の発症のメカニズムを明らかにした免疫理論

「福田—安保理論」では，すべての病気の原因は自律神経の乱れにともなう免疫低下と，血流障害にあると，私は考えています．

自律神経は心臓や胃腸などの臓器，血管，汗腺など，あらゆる器官の働きを無意識に調整している神経です．眠っている間も心臓が止まったり，呼吸が途絶えたりしないのは自律神経が働いているからです．自律神経には交感神経と副交感神経があり，それぞれ正反対の働きをします．

交感神経は主として日中の活動時に優位になって，血管を収縮させ，脈拍を上げ，呼吸数を増やし気分にハリを持たせて仕事や勉強に打ち込める体調を作ります．一方の副交感神経は夜間の睡眠時や食事時に優位になり，血管を拡張して血流がよくなり，脈拍をおさえ，呼吸数を減らし，消化を促進しておだやかな体調に整えます．

交感神経と副交感神経は拮抗して働き，どちらか一方が優位になると，もう一方の働きが抑えられます．両者がバランスよく働くことで，気分や体調にメリハリがつき健康が維持されているのです．

私たちが共同研究を通して発見したのは，この自律神経が内臓の働きだけでなく，免疫の要である白血球の数や働きも調整しているという法則でした（「白血球の自律神経支配の法則」）．

白血球は血液の流れに乗って全身を監視し，異物やウイルス，細菌，異種たんぱく（自分の体にはないたんぱく質）を発見すると，これを排除して体を病気から守っています．白血球のおよそ95%は顆粒球とリンパ球で占められており，顆粒球は細菌など大型の異物を攻撃し，リンパ球はウイルスのように小型の異物やガン細胞を攻撃します．

自律神経はこの白血球の数と働きを次のように調整しています（図1-1）．

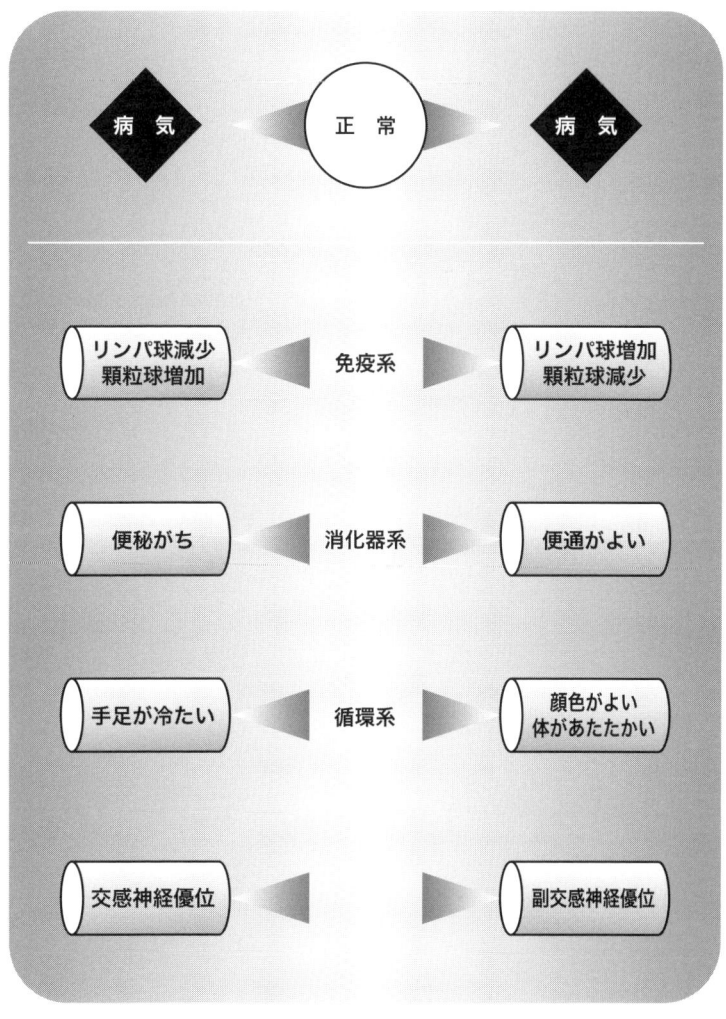

図1-1　体調によってリンパ球と顆粒球の比率が変わる

・交感神経が優位になると，顆粒球の数が増えて活性化し，リンパ球は減少する．
・副交感神経が優位になると，リンパ球の数が増えて活性化し，顆粒球は減少する．

　自律神経がバランスよく働いているとき，顆粒球：リンパ球の割合は，顆粒球54〜60%，リンパ球35〜41%の範囲におさまります．顆粒球とリンパ球がこの比率内であれば，免疫は高く保たれ病気にかかりにくく，かかったとしても自力で治すことができるのです．

自律神経の乱れが万病を招く

　病気が発症するのは，自律神経の働きが乱れ，顆粒球とリンパ球のバランスがくずれたときです（図1-2）．交感神経を過度に緊張させる原因は，心の悩みや働き過ぎ，薬の常用などのストレスです．一方，副交感神経を過度に優位にするのは，楽をしすぎる緊張感のないライフスタイル（運動不足や過食），子どもの場合は親の甘やかしも影響しています．自律神経がどちら

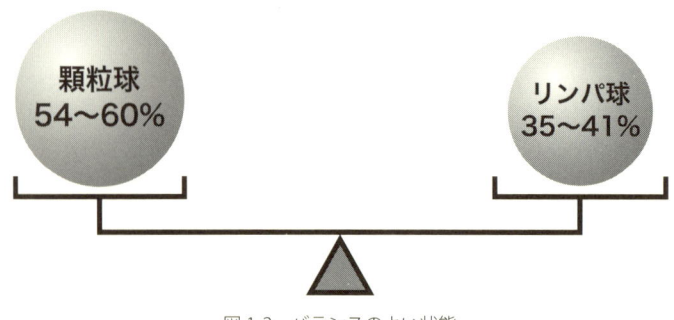

図1-2　バランスのよい状態

か一方に偏って働くようになると，それぞれ次のような健康被害をもたらします．

〈交感神経が過度に緊張した場合〉
組織が破壊される
　交感神経が緊張すると顆粒球が過剰に増えます．顆粒球は外から侵入してくる細菌を処理し，感染症を防ぐ大切な働きをしていますが，増えすぎると顆粒球がまき散らす大量の活性酸素で組織破壊が起こり，ガン，胃潰瘍，十二指腸潰瘍，潰瘍性大腸炎，糖尿病などが発症します．また，顆粒球は常在菌と反応する性質があるため，増えすぎると粘膜上に住みついている常在菌と激しく反応し，肝炎，膵炎，急性肺炎など化膿性の炎症を引き起こします．

リンパ球の減少による免疫低下が起こる
　先ほどお話ししたように，交感神経と副交感神経は拮抗して働いているため，交感神経が優位になると副交感神経の働きが抑えられ，これにともないリンパ球が減少します．リンパ球はガン攻撃の先鋭部隊です．数が足りなくなれば，ガン細胞を攻撃しきれずガンの発症を許してしまいます．

排泄・分泌能が低下する
　副交感神経は細胞の排泄・分泌能をつかさどっているので，働きが抑えられると各種ホルモンの分泌が不足したり，便通が悪くなったりします．ストレスが続くと便秘になるのも，副交感神経の働きが抑えられている現れです．リンパ球はガン細胞を攻撃するときに特殊なたんぱく質を放出して殺傷しますが，排泄・分泌能が低下すると，武器となるたんぱく質を放出できません．リンパ球が少ないうえに，働きも悪くなれば体を守りようがなくなり，ガンの進行に拍車がかかります．

アドレナリンの過剰な作用による血流障害が起こる

　自律神経は内臓や白血球をコントロールするとき，神経伝達物質を分泌して目標の細胞に指示を送ります．交感神経が分泌を促すのはノルアドレナリンで，副腎からはアドレナリンが分泌されます．両者は同じ仲間なので，以下ではアドレナリンで説明していきます．

　アドレナリンは心身を興奮させ，活動的にする働きがあり，ストレスで交感神経が緊張すると，アドレナリンの影響で血管が収縮して血液が流れにくくなり，全身で血流障害が起こります．血液は全身の細胞に酸素と栄養を送り，老廃物や細胞の代謝物を回収しています．

　血流が悪くなるとこのサイクルが阻害され，細胞に必要な酸素や栄養は届かず老廃物が停滞するようになります．こうなると細胞の代謝も低下し，全身の働きも悪くなり，食欲不振や全身倦怠，集中力の低下，イライラ，不眠や早期覚醒などの睡眠障害，めまい，疲労感など心身両面にわたる不調が起こります．また，発ガン物質や有害物質が蓄積して体内環境は悪化し，体に痛みやこりが生じたり発ガンのリスクも高くなったりします．

　血流障害は体温を低下させ，冷えをもたらします．患者さんを観察するとわかることですが，みなさん血流障害を起こしており，冷えのない人はいないと言っていいでしょう．

〈副交感神経が過度に優位になった場合〉
アレルギー疾患にかかりやすい

　病気全体の約3～4割は，副交感神経が過剰になって発症します．副交感神経が優位になりすぎた場合，リンパ球が過剰に増えるため，微量の異物にも反応してアレルギー疾患を生じやすくなります．女性に多い関節リウマチや全身性エリテマトーデスなどの膠原病も，リンパ球過剰が招く病気です．

気力・活力が減退する
　副交感神経は心身をリラックスさせる神経なので，働きが過剰になると気力や活力が低下し，落ち込みやすくなるためうつ病が発症します．リラックス過剰になると，食欲が亢進して過食になりやすいうえ，運動不足が加わって肥満になります．

アセチルコリンの過剰な作用により血流障害が起こる
　副交感神経は内臓や白血球をコントロールする際，アセチルコリンという神経伝達物質を分泌します．アセチルコリンは血管を開く作用があるため，副交感神経優位になりすぎると血管が拡張傾向になり，血流が増加します．血管が開きすぎると，血液がよどんで流れにくくなり，「うっ血」という形で血流障害を起こします．こちらも体温を低下させ，冷えをもたらします．後述しますが，副交感神経が優位すぎる患者さんは，頭部のうっ血が目立って強いという特徴があります．

自律神経のバランスを整えれば病気は治る

　以上でおわかりいただけたように，自律神経のバランスが乱れるとさまざまな病気が発症します．しかし，こうして病気の成り立ちがわかれば，治すしくみも見えてきます．すなわち病気を治すには，自律神経の乱れを解消して白血球のバランスを回復させればいいということです．
　交感神経が緊張している場合は，副交感神経を優位にし交感神経の過剰な働きを抑えることで，次のように問題が解決します．
・顆粒球の増加に歯止めがかかり，活性酸素による組織破壊を食い止めることができます．

・副交感神経が優位になると，リンパ球も増え免疫力も高まります．また，血流も良くなり冷えも解消し，新陳代謝が活発になります．

　副交感神経が優位すぎる場合は，過度な働きを抑えることで，次のように問題が解決します．
・リンパ球が正常な比率になり，過剰な免疫反応が起こりにくくなります．
・交感神経が適度に働くようになり，気持ちにハリが生まれ，身体活動も活発になります．心身の活動性が高まり，アセチルコリンの過剰な作用が抑えられることで血流は良好になり冷えも解消します．

　自律神経免疫療法は自律神経の調整作用に優れており，副交感神経を効果的に刺激するという特徴があります．患者さんの大半は顆粒球が多い交感神経緊張パターンですが，治療を続け自律神経のバランスが整っていくと，顆粒球が減りリンパ球が増えて患者さんの病状も良くなっていきます．

　副交感神経が優位すぎる場合は，交感神経緊張パターンに比べてバランスが回復するまでにさほど時間がかからず，顆粒球との比率が整ってくると治癒に至ります．これまでの臨床経験では，リンパ球が過剰な患者さんはガンにかかっても治りやすいという実感があります．

治療には患者さんの努力が不可欠

　このように，全身の機能を調節することで病気を治癒に導いていくのが自律神経免疫療法の特性であり，さまざまな病気に威力を発揮するのもこうした理由によるものです．ただ，間違えてはいけないのは，治療効果は患者さんの協力があってこそ得られるということです．自律神経がバランスを失うのは，その人の考え方の偏りがもたらした生き方の偏りが原因です．したがって患者さんご自身が，心の持ちようを見直し，行動のしかた，生活のあり

方を見直すことが治療には必須です．

　交感神経緊張で病気になっている患者さんは，ストレスをできるだけ減らすことが重要です．人間関係の悩みや経済的な苦労は容易に解決せず，ストレスを完全になくすことは難しいでしょう．しかし，ストレスのせいで病気になっていると気づけば，悩みすぎにブレーキがかかり心の緊張にも歯止めをかけられます．

　身体的なストレスも積極的に減らしてください．具体的には，まず働き過ぎをやめることです．職場にいる時間が長くなると身体的な疲労はもちろんのこと，精神的な疲労もたまります．定時をすぎたら職場から一刻も早く離れることが健康を回復するポイントになります．睡眠時間をしっかりとり，1日のうち何分かでも運動で汗を流すことも大切です（参照・5章）．副交感神経が過剰に優位な人の場合は，メリハリのある生活を取り戻すことで自律神経のバランスは回復していくでしょう．過食，過飲をつつしみ，体をこまめに動かすことが大切です．

つむじ理論で治療効果が増大

　自律神経免疫療法は，長い期間をかけて，いくつかの点が変わりました．一つは使用する器具です．当初は注射針のみを用いていましたが，やがてレーザ，電子針が加わり，現在，私は磁気針を主として使っています．磁気針を採用した理由は，実際に自分の体で試してみたところ，注射針よりも切れ味がいいと感じたからです（写真1-1）．

　初めて使用したのは昨年の春頃でした．私が主宰する研究会でお目にかかった鍼灸師の先生から，偶然，磁気針を紹介していただき，さっそく試してみたのです．すると，その晩はいつになくすっと眠ることができ，「これは

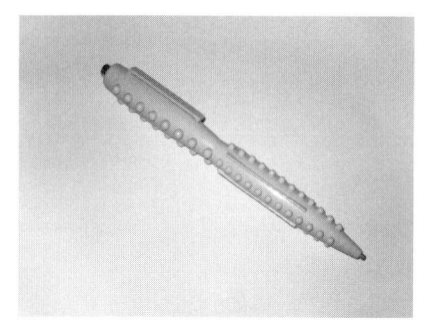

写真1-1　磁気針

凄いぞ」と思いました．

患者さんにも使ってみたところ，治療後の反応が格段に良く，注射針よりも効果があると感じました．注射針で刺すと当然出血しますが，磁気針であれば出血しないので，患者さんが自分で治療することができます．やり方を覚えてしまえば，治療家にやってもらわなくても自ら治療ができるという点も革命的だと思っています．

器具については治療家の考え方もそれぞれで，注射針がいいという先生もいます．この治療法は，治療家と患者さんが二人三脚で治療効果を確かめながら進めていくものであり，基本さえおさえておけば，さまざまなバリエーションがあっていいと思っています．

手法については，ベースである井穴・頭部刺絡の流れをくみ井穴への刺激は従来通り行っていますが，その他の治療点は変更されています．全身を治療する中でも，とくに頭部への治療は重要視しています．

私が治療で常に意識してきたのは，「血流障害をいかに効果的に解消するか」ということでした．外科医時代，私は術後の患者さんが手術によって生じた血流障害によって，体調を崩したり，QOLを低下させたりする例を数多く見てきました．また，共同研究から自律神経と白血球のかかわりがわかってからは，血流障害を解消することが病気を治す決め手になると確信するようになりました．

患者さんを観察するとほとんどの人は体が冷え，肌のハリはなく顔色が黒ずんでいます．そして多くの人に共通しているのが，頭部のうっ血でした．興味深いのは，このうっ血を解消すると患者さんは異口同音に，「目がすっきりした」「耳の聞こえがよくなった」「イライラがとれた」「ぐっすり眠れ

るようになった」「体がポカポカ温かくなってきた」ということです．そして，頭部のうっ血が解消されるほどに，白血球のバランスも整ってくることがわかりました．

こうした患者さんの訴えとともに，私はかねてから日本に古くから伝わる「頭寒足熱」という諺に関心をもっていたこともあり，頭部の治療が血流障害を解消するルートではないかと考えてきました．そこで，頭部の治療にはさまざまな工夫をこらしてきたのです．当初は頭部に浮き上がって見えるくすんだ線を刺激していましたが，やがて百会から手足の先までを治療するようになり，うっ血がよりとれやすくなることを確認しました．

平成14年，私自身がうつ病になり鍼灸治療を受けたことがきっかけで「頭寒足熱」の意味がわかって以降，さらに積極的に頭部の治療を行うようになりました．私が病気の体験から得た知見では，頭寒足熱とは「頭部のうっ血を解消し，全身の血流を整え下肢の冷えをとること」です．これはまた，「頭部の気や血液の詰まりを正し，全身の気や血液の流れをよくすること」ともいえます（参照・第4章 p.169）．

平成15年には，この「頭寒足熱」を念頭に，主に髪の生えている範囲で，百会を中心とした正中線上，および両側頭部を刺激する方法を行い，これを「頭寒足熱法」としました．平成17年，百会を起点に頭部を放射状に，こめかみ，耳の後ろなどを通って，頸部や前胸部，背部に至る何本かの線上にある治療点を刺激する方法に変えたところ，さらに治療効果が高くなったように感じ「新頭寒足熱法」と名づけました．

さらに平成18年2月，治療の起点を百会からつむじに変え，頭部を放射状に刺激するようにしたところ，うっ血が見事に解消し，気の通り，血液の通りが顕著によくなることを発見し，これを「つむじ理論」と名づけました．

「つむじ理論」に基づいて，自律神経免疫療法につむじ治療を導入してからというもの，治療効果は目に見えて高くなり，ガンをはじめ，あらゆる症例が早期に著効を示すようになったのです．

たとえば，重症のアトピー性皮膚炎の場合，いままで5年以上の治療が必要だと考えられた患者さんでも，ほとんどが1〜2年前後で治癒に至るのではないかと感じるくらい目に見えた効果が現れます．これまでは，アトピー性皮膚炎の患者さんの中には，ときおり白内障の手術を要した方がいましたが，驚いたことにこのような例も皆無なのです．

　現時点で，私はつむじ治療が自律神経のバランスをとるための究極の方法ではないかと考えています．3章（p.89）で，つむじを起点とした治療法を解説していますので，参考にしてください．

　自律神経免疫療法は薬による侵襲もなく，患者さんの体にそなわった免疫力を高めて病気を治癒に導く画期的な治療法です．この治療法は自律神経と白血球のかかわりを解明したからこそ，今日ここにあります．安保教授と出会って共同研究を開始したのは十数年前になりますが，私は今でも白血球が自律神経の支配下にあったという事実を突き止めたときの，驚きを忘れることはありません．簡単ではありますが，共同研究のあらましをご紹介しておきましょう．

高気圧で虫垂炎が重症化する謎

　私たちの共同研究がはじまったのは，平成3年頃から遭遇しはじめた，ある奇妙な現象がきっかけでした．その当時，私の勤務地だった新潟県北部のある町では，秋から冬にかけて「だし」と呼ばれる大風が吹き，この大風が吹き終わった後は，気圧が低気圧から高気圧へ変わり，好天が何日か続きます．

　その頃，私の趣味はゴルフでしたから，お天気の良い日はゴルフに出かけたくなります．ところが，いざ出かけようとすると，判で押したように虫垂炎の急患が入り，ゴルフには行けなくなります．天気の悪い日でも虫垂炎の

患者さんはいましたから，はじめは何かの偶然かと思いました．しかし，晴れた日の虫垂炎患者があまりに多いので，不思議に思った私は，院内の庭に気圧計を置いて天気と虫垂炎に何か関係があるのか調べてみることにしたのです．

　平成5年にデータをまとめてみたところ，たいへん興味深い結果が得られました．表に示したように，虫垂炎は炎症の程度によって3つに分けられます（表 1-1）．

表 1-1　虫垂炎の分類

軽症「カタール性虫垂炎」	中程度「蜂窩織炎性虫垂炎」（ほうかしきえんせいちゅうすいえん）	重症「壊疽性虫垂炎」（えそせいちゅうすいえん）
虫垂はやや丸みを帯び赤くなるが，手術を行うことは滅多にない．ほとんどの場合，1週間程度で自然治癒．	虫垂全体が真っ赤になって腫れ上がる．虫垂壁からは膿がもれ，場合によって手術が必要．	虫垂は腐り，黒く変色しもろくなって破れやすい．虫垂が破れた場合，腹膜炎が起こり重篤に．命にかかわるため手術は一刻を争う．

　3タイプの虫垂炎を気圧の変化に照らし合わせてみた結果，虫垂炎の57%が晴天の高気圧帯で発生し，気圧が高くなるほど虫垂炎の重症度は高くなり，手術を必要とする「壊疽性虫垂炎」の発症率が高くなることが判明しました．

　私はこの結果に驚き，さらにデータを収集し，1年後の平成6年には112例の虫垂炎について，気圧，温度，湿度との関係を調べました．この結果は前回と同様で，やはり高気圧と連動して重症の虫垂炎が発症していることが確認できました．

　しかも重症例の中には，穿孔性虫垂炎といって，虫垂の壁に孔が開くきわめて重篤なタイプが12例も含まれていたのです．このタイプが発症した際の平均気圧は，1023hPaとさらに気圧は高くなっていました（表 1-2）．

表 1-2　虫垂炎の程度と気圧、気温、湿度の関係

虫垂炎の程度	平均気圧（hPa）	平均気温（℃）	平均湿度（%）
軽　症（35例）	1011	15	72
中程度（47例）	1013	16	70
重　症（30例）	1018	11	72

「白血球の自律神経支配の法則」を発見

　なぜ，気圧の変化に応じて虫垂炎の病態が変わるのか？　謎は深まるばかりでした．くわえて，重症の虫垂炎では，患者さんの免疫が非常に低下している点，手術を行った際に臓器に強い血流障害が認められる点も気になりました．

　データはどんどんたまっていきましたが，気圧と虫垂炎発症の因果関係はわからないままでした．何人かの専門家や医師に意見を求めましたが，手がかりは皆目つかめません．突破口が開けたのは，まったくの偶然からでした．『ミクロスコピア』（元新潟大学医学部・藤田恒夫教授主宰）の平成6年秋号に，「虫垂炎と気圧の関係」を投稿したところ，同じ号に安保徹教授も「リンパ球進化の道筋」という論文を投稿していたのです．このことが縁で，私は安保教授を知ることとなり，同年12月から共同研究を開始しました．

　2人でデータをつき合わせていくうちに，私たちは気圧の変化に応じて，白血球のうちの顆粒球とリンパ球が次のように変動することを発見しました．

・高気圧の環境下（晴天）→顆粒球が増加しリンパ球が減少する．
・低気圧の環境下（曇天や雨の日）→リンパ球が増加し顆粒球が減少する．

気圧が高くなるほど壊疽性虫垂炎の発症率が高くなったのは，高気圧になるほど顆粒球が増え，虫垂の粘膜組織が大量の活性酸素で破壊されたためでした．その後，私たちは，自律神経が天気に反応して，次のように体調を調整しているという事実を発見しました．

・高気圧では顆粒球が増え，低気圧ではリンパ球が増える．
・高気圧では交感神経が優位になり，低気圧では副交感神経が優位になる．

　ただし，なぜ気圧の変化によって白血球のバランスが変わるのかは，謎のままでした．この謎が解けたのは，平成7年7月のことです．安保教授が，顆粒球には交感神経から分泌されるアドレナリンに反応するレセプターがあることを思い出したのです．つまり，交感神経が緊張すれば，アドレナリンの作用を受けて顆粒球が増加するということです．このことから，高気圧→交感神経優位→顆粒球増加という図式を描くことができ，さらにこの先に虫垂炎の重症化という結論を導き出すこともできたのです．
　このことがきっかけで，安保教授の研究室では，リンパ球に副交感神経から分泌されるアセチルコリンに反応するレセプターが存在するかどうかを実験しました．数カ月後，私たちの予測通り，リンパ球にアセチルコリンレセプターがあることが確認されました．
　「自律神経が白血球の数や働きを支配して，免疫機能を調整している」という，「白血球の自律神経支配の法則」は，このようにいくつもの発見を積み重ねて見いだされたものです．そして，自律神経のバランスが乱れたとき，白血球のバランスも連動して乱れ，免疫低下が起こり，病気が発症するという「福田—安保理論」も導かれました．

環境と体・心をつなぐ自律神経

　この理論の誕生によって，気圧の変化に応じて虫垂炎の病態が変化する謎も解き明かすことができました．気圧が高くなるほど重症の虫垂炎が起こりやすいのは，交感神経緊張・顆粒球増多・活性酸素による組織破壊が原因です．
　ただし，晴天で誰もが虫垂炎を起こすわけではありません．晴天の日に重い虫垂炎を起こすのは，何らかのストレスを抱え慢性的な交感神経緊張状態にある人です．そのような人は，もともと顆粒球が多めで，リンパ球は減少しています．
　リンパ球が少ないと，虫垂炎の原因となるウイルスの侵入を許してしまいます．くわえて，過剰になった顆粒球によって虫垂粘膜がたえず痛めつけられています．晴天（高気圧）で交感神経緊張状態になると，炎症が極限まで悪化して虫垂炎が重症化するのです．ストレスがなく，ふだんから自律神経のバランスがいい人の場合，虫垂粘膜も健康に保たれています．そこで，たとえ高気圧がきっかけで虫垂炎になっても，ここまで悪化せずにすむのです．
　一方，低気圧で発症する虫垂炎は，副交感神経が過度に優位になっているタイプに起こると思われます．
　軽症のカタール性虫垂炎の患者さんでは，リンパ球の異常な増加が認められます．カタール性疾患とは，多量の分泌物を伴う病気という意味です．もともと副交感神経が優位な人が，低気圧でさらに副交感神経優位になり分泌・排泄能が高まって，このタイプの虫垂炎を発症するのです．しかし，自律神経が正常範囲内であれば正常に戻す力があります．もう一つの中程度の蜂窩織炎性虫垂炎は，虫垂がパンパンに腫れ上がるタイプです．やはり過度に副交感神経優位となり，虫垂内の静脈がうっ血を起こすために発症するものと思われます．自律神経のバランスがどちらに傾いても病気を招くという

ことを，3つの虫垂炎は物語っています．

気象が変われば免疫力も変わる

3タイプの虫垂炎が発症する気象条件（気圧・温度）をまとめたものです．加えて，その気象条件下で，健康な人の白血球の比率，その比率に該当する血液型をまとめてみました（表1-3）．

表1-3 気候と自律神経と免疫の関係

ゾーン	項目		壊疽性虫垂炎（重症）				カタール性虫垂炎（軽症）	蜂窩織炎性虫垂炎（中程度）
			交感神経領域				副交感神経領域	
Aゾーン	虫垂炎の種類		壊疽性虫垂炎（重症）				カタール性虫垂炎（軽症）	蜂窩織炎性虫垂炎（中程度）
	気候		冬				春	夏
		気圧（hPa）	1018				1011	1013
		温度（℃）	11				15	16
Bゾーン	白血球	総数（個/mm³）	7000	5800	5900	6200	6400	5700
		顆粒球（％）	65	61	59	58	56	46
		リンパ球（％）	32	35	37	39	41	51

3タイプの虫垂炎は，それぞれ次のような気象条件下で発症しやすくなります．

4～6月の晴れた過ごしやすい日に発症するのはカタール性虫垂炎，初夏

の晴れた気温の高い日に発症するのが蜂窩織炎性虫垂炎，冬の晴れた気温の低い日で気圧の高いときに発症するのが壊疽性虫垂炎ということになります．

健康な人の白血球の分画を，検査を行った時期別に分類すると，次のようなことがわかりました（Bゾーン）．

重症の壊疽性虫垂炎が発症する気圧帯では，白血球のバランスは顆粒球65％：リンパ球32％と，交感神経緊張パターンです．中程度で虫垂がうっ血を起こす蜂窩織炎性虫垂炎が発症しやすい気圧帯では，顆粒球46％：リンパ球51％と，副交感神経が過度に優位であることを示しています．もっとも軽症のカタール性虫垂炎が発症しやすい気圧帯では，顆粒球56％：リンパ球41％で，理想的な比率でした．

このように健康な人でも，季節や気象の変化によって自律神経のバランスは揺れ動いています．つまり環境の変化によって，免疫の状態も揺れているということです．心に悩みを抱えていたり，働き過ぎで無理を続けていると，環境が変化したときに自律神経のバランスが乱れ，病気の発症を促します．健康な人も，体の中にこうした揺れがあることを忘れず，無理をしないことが健康を維持する秘訣といえます．

晴れた日の虫垂炎の謎解きは，私たちに生命活動の不思議さ，巧緻さとともに，病気発症のメカニズム，病気を治すメカニズム，そして病気を予防するメカニズムも教えてくれました．

自律神経免疫療法は治療家だけでなく，患者さん自らが行うことができます．この治療法に積極的に取り組めば，自律神経のバランスを整え，免疫を高めて薬や病院に頼らず病気を治癒に導くことができます．また，健康な人は，肩がこったり，寝つきが悪い，手足が冷たいなど，小さな不調が自覚されたときから自律神経免疫療法を活用すれば，未病の段階で健康を取り戻すことができるのです．

第2章

病気を治す免疫のしくみ

安保 徹

現代医学で慢性病は治せない

　ここ100年の間に現代医学は長足の進歩をとげました．抗生物質の開発により数多くの感染症を克服し，外傷や急性疾患にたいしては高度な救急医療が力を発揮しています．また，診断術の発展も目を見はるものがあります．IT化による医療技術の進化に伴いMRI（コンピュータ磁気共鳴診断装置）やCT（コンピュータ・トモグラフィ＝コンピュータ断層撮影法）など画像診断装置の精度が上がったうえ，PET（ポジトロン・エミッション・トモグラフィ＝ポジトロン断層撮影法）の登場も相まって，体の深部に生じた微細な異常や病変も見逃さなくなりました．

　しかし最先端の医療を行い，最新鋭の医療機器を揃えた病院のフロアーをのぞいてみると，そこには今までと何ら変わらない光景が広がっています．待合室は高血圧や糖尿病，アトピー性皮膚炎など慢性病を抱えた人たちで混み合い，誰もがうんざりした様子で順番を待ち，はち切れんばかりにふくらんだ薬の袋をかかえて帰る……．

　救急救命に威力を発揮できる医学も，慢性の経過をたどる病気は苦手なままなのです．たとえば腰痛のようにごくありふれた病気ですら，「すっきり治った！」という声を聞いたことがありません．医師は湿布薬や痛み止めを出し続けながら，「だましだましつき合ってください」というばかりで，痛みを抑える対症療法に終始しています．

　潰瘍性大腸炎や膠原病など，国の難病（特定疾患）に指定された病気の場合，事態はさらに深刻です．医師が発症原因を不明にしたままステロイドによる維持療法を続けることで，多くの患者さんが薬剤の副作用に苦しんでいます．

　ガン治療も迷路に入ったままです．「ガンがとれるうちは，手術でとったほうがいい」「最近の抗ガン剤は副作用が少なく有効性も高い．専門医に任

せれば化学療法は安心」「放射線療法による体へのダメージはごくわずかで，治療を受けるメリットは高い」．もし言われている通りなら，そしてこれらの治療法が本当に適切であるなら，ガンの患者数も死亡数も減少するはずです．ところが現実には，死亡率は高まっているのです．現代医学は慢性病にたいして，なぜ力を発揮できないのでしょうか．その原因は，もっとも基本的な「病気の成り立ち」についての理解が誤っていることにあります．

　今の医学界には，病気は遺伝子異常で発症しているという考え方があり，多くのエネルギーを遺伝子の解析に注いでいます．しかし，ありふれた慢性病の発症メカニズムを遺伝子研究で解き明かそうとするのは，無理があると私は考えています．なぜなら，遺伝子異常を背景に発症する病気はそう多くはないからです．後述するように大半の病気は遺伝子異常というより，その人の生き方の偏りで発症しています．言いかえれば，長時間労働や精神的な苦悩など，心身にストレスをためる無理な生き方こそが，病気を招いているということです．

今日から臨床で実践できる免疫理論

　長く基礎的な免疫学の研究にたずさわってきた私が，臨床に目を向け，ストレスと病気の因果関係について考え言及するようになったのは，福田稔医師との共同研究が大きな契機になっています．

　平成6年12月（1994年），福田医師からもちこまれた「なぜ，気圧の高低によって，虫垂炎の病態が変わるのか？」（参照・第1章p16〜18）という謎を解くうちに，自律神経が白血球の働きや数を，1日のリズムや気圧の変化などに対応するように調整しているという，「白血球の自律神経支配の法則」を突き止めました．「福田—安保理論」は，この法則から導き出さ

れ，病気の多くは，ストレスによる自律神経の乱れで免疫力が低下して発症し，自律神経のバランスを整えることで治癒に至ることを明らかにしました．「自律神経免疫療法」はこの理論を実践する治療法として編み出されたものです．

「福田—安保理論」は，ストレスと病気の因果関係をはじめて科学的に解明したものであり，理論をもとに病気を観察すると，体が持っている自己修復力の本体もすっきりと理解できるようになりました．

従来，悪者あつかいされてきた発熱や腫れ，痛み，発疹，かゆみなどの不快な症状は，体が病気から解放されるために起こしている治癒反応であり，これらの症状を薬で抑えず養生すると，その先に治癒が待っています．「福田—安保理論」を治療や生活指導に導入している医師や治療家は，多くの患者さんから"病気が治っていく過程"を学んでいます．

薬で症状を抑えこむ対症療法は治癒反応を封じ込め，ますます病気を治りにくくします．終わりのない対症療法から抜け出すために，医療にたずさわる人自身が生体に備わっている免疫力の全体像を理解し，この力を引き出す工夫を患者さんに提案していくことが大切です．

「福田—安保理論」最大の長所は，臨床の現場ですぐに実践できるという点です．問診では，「病気になる前に，何か辛いことはありませんでしたか？」と患者さんからストレスを聞き出してください．短い一言で，病気の原因にたどりつくことができます．

かりにその人が残業続きで疲れ果てているとわかれば，「仕事の時間を減らす工夫をしてみませんか」と，具体的なアドバイスができるようになります．病気発症のメカニズムを患者さん自身が納得し，「なるほど，そういうことだったのか」と腑に落ちれば，すでに治癒の流れに入ったと言っても過言ではありません．

適切なアドバイスでガンは治っていく

　私が日常行っている，電話による健康相談の例をあげましょう．
　私の元にはしばしば読者や講演を聴いたという人から，病気の悩みに関する電話がかかってきます．病気の相談に乗るとき，私は具合が悪い現状ではなく，病気になる前の話を聞くようにしています．
　ほとんどの患者さんは，心の悩みや働き過ぎで強いストレスを抱えています．そこで，「無理をしたでしょう？」「大変なことがあったでしょう？」と一言たずねてみるのです．お話をする時間は3分ほどですが，こちらが水を向けると相談者のストレスを聞き出せ，適確なアドバイスができます．
　最近，目立って増えているのは，精巣ガンや悪性リンパ腫を抱えて悩んでいる20代，30代の若い人たちからの相談です．本来なら40代以降に発症するはずの病気にかかっている，この人達の共通点は「夜勤」です．パートやアルバイトでは十分な収入が得られないため，深夜の勤務をこなし，若さにまかせて日中も働く．長期にわたって睡眠時間を削り，休息をとらず無理を重ねた結果，自律神経のバランスが乱れ，免疫力が低下しガンを発症しているのです．
　体が弱ってガンになっているのですから，手術や抗ガン剤，放射線療法など体を痛めつける治療は避けたほうが賢明です．私はこうしたことを相談者に話し，1年くらいは徹底して体をいたわるように，親元に帰ることができる場合は，実家で養生するように，とアドバイスします．
　若い人のガンは進行が早く，悪性度の高い未分化型のガンが多いのですが，恐れることはないのです．たとえばスキルス胃ガンや悪性リンパ腫といった未分化型のガンの場合，ガン細胞の抗原性が正常な細胞とはかけ離れており，ガンを攻撃するリンパ球からすると異常な自己細胞として認識しやすい特徴

があります。ですから、体をゆっくり休め食事に注意をして生活のリズムを整えると、リンパ球が一気に活性化してガン細胞を攻撃し、およそ半年から1年以内にガンは完全消滅してしまいます。

　アドバイスした若者から、「治りました」と弾んだ声で電話がかかってくると、私も本当にうれしいですし、良かったと思います。10人に相談されて、10人みなさんからお礼の電話が来るわけですから、希望を失うことはないのです。

　これまで「一生モノ」と言われてきた慢性病も、治癒に導くことは難しくありません。もちろん患者さんにも、病気が発症するしくみを理解していただく必要はあります。ストレスと病気の因果関係を知ることで、自分が抱えている病気の成り立ちがわかり、辛い症状への対処法も見えて、薬に頼らずに病気を治そうと思えるようになります。

　「自律神経免疫療法」は自律神経のバランスを整え、免疫力を高める働きに優れているので、生活改善だけで免疫力が上がってこないという人には、この療法を積極的に導入するといいと思います。ただし、福田医師も指摘しているように、治療はあくまで補助手段であり、「病気は患者さんが治すもの」という気持ちを、治療する側もしっかり持つことが大切です。治療を行う中でしばしば生じる問題については、この章の最後の方でお話しします。まずは免疫力の本体である白血球の働きについて説明しましょう。

全身を循環して体を守る白血球

　体を病気から守る「免疫」というしくみの中で、白血球は中心的な働きをする血球細胞です。血液中には白血球の他に、酸素と炭酸ガスを運搬する赤血球が流れており、血液1mm^{3}中におよそ500万個ほど含まれています。

白血球は血液 1 mm³ あたり 5000 〜 8000 個ほど含まれており，そのうちの95% は，次に述べる「顆粒球」と「リンパ球」で占められています[注1]（図2-1）．

　顆粒球は血液 1 mm³ あたり 3600 〜 4000 個，白血球全体の 54 〜 60% を占めています．真菌や細菌，古くなって死んだ細胞の死骸など，大きな異物を貪食して処理します．細胞の中に酵素や活性酸素などの顆粒をたくわえており，この顆粒を使って異物を粉々に破壊してのみ込んでしまいます．傷口の膿や青緑の鼻水は，細菌と戦って果てた顆粒球の死骸です．

　細胞にはそれぞれ寿命がありますが，顆粒球は他の細胞に比べると圧倒的に短命です．わずか2日の寿命しかなく，1日で全体の 50% が死滅し，新たな細胞が補充されています．このように顆粒球が短命なのは，外敵に対して若くて元気のある戦力を迅速に補う必要があるためです．ちなみに次に説明するリンパ球の寿命も1週間と短く，1日に1〜2割ほど入れ替えられています．

　顆粒球は寿命がくると血液に乗って組織の粘膜にたどりつき，活性酸素を放出しながら死んでいきます．活性酸素は強力な酸化力で正常な組織をも破壊します．体には活性酸素を無毒化するしくみがあるので，顆粒球が通常の量であれば問題はありません．ところが顆粒球が増えすぎると，粘膜に顆粒球の死骸がたまり，大量に活性酸素が放出されて処理が追いつかなくなります．その結果，体のあちこちで広範囲な組織破壊が起こるのです．ガン，胃潰瘍，膵炎，潰瘍性大腸炎など，組織破壊をともなう病気は，すべて顆粒球が増加し活性酸素が過剰になることで発症しています．

　リンパ球は微細な異種たんぱく（自分の体にはないたんぱく質）やウイル

注1　顆粒球は好中球，好酸球，好塩基球に分類されていますが，好中球が全体の約 95% を占めているので，本書では顆粒球＝好中球と定義します．

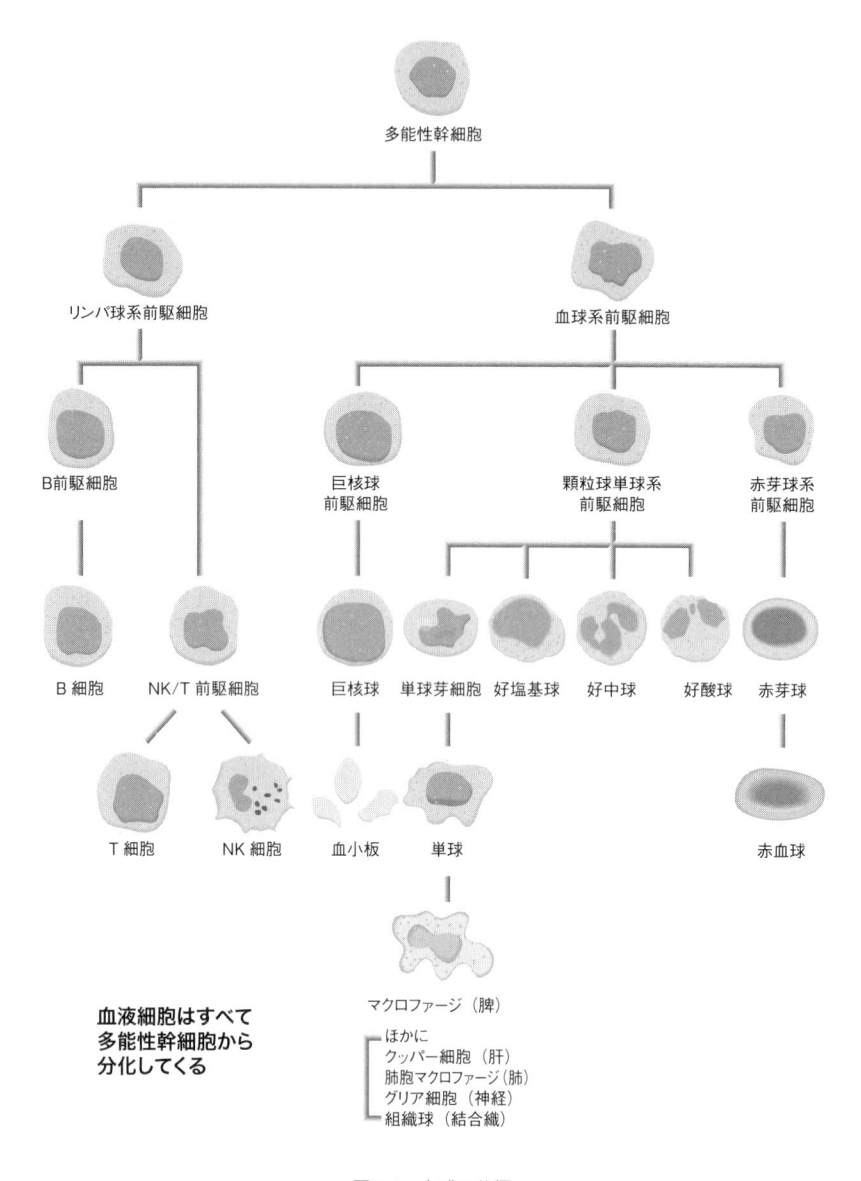

```
                          多能性幹細胞
                               │
           ┌───────────────────┴───────────────────┐
      リンパ球系前駆細胞                        血球系前駆細胞
           │                                       │
     ┌─────┴─────┐              ┌──────────────────┼──────────────────┐
   B前駆細胞              巨核球          顆粒球単球系         赤芽球系
                        前駆細胞            前駆細胞            前駆細胞
     │         │             │       ┌────────┼────────┐             │
   B細胞   NK/T前駆細胞     巨核球  単球芽細胞 好塩基球 好中球 好酸球  赤芽球
             │   │
           T細胞 NK細胞    血小板    単球                              赤血球
                                     │
                               マクロファージ（脾）
                               ┌ ほかに
                               │ クッパー細胞（肝）
                               │ 肺胞マクロファージ（肺）
                               │ グリア細胞（神経）
                               └ 組織球（結合織）
```

血液細胞はすべて多能性幹細胞から分化してくる

図 2-1　血球の分類

ス，ガン細胞，老化した細胞などを処理する係です．通常，血液1 mm^3 あたりでは，2200〜3000個ほど含まれており，白血球の約35〜41%を占めています．

　リンパ球はウイルスなどの異物が侵入してくると，これを抗原と認識して，抗原を無毒化する抗体と呼ばれるたんぱく質を作って対処します．リンパ球は1度遭遇した外敵を記憶し，2度目に同じ敵が侵入してきたときは抗体を作って殺します．はしかに2度かからない理由もここにあります．

年齢に応じて防御態勢も変わる

　リンパ球には長い進化の歴史があります．はじめにできたのは胸腺に由来せず主に腸管で作られているNK細胞と胸腺外分化T細胞（以下ではNKT細胞），現在のB細胞よりも古いタイプのB細胞です．

　これら古いタイプのリンパ球は主としてガン細胞や老化細胞，マラリア感染細胞，ウイルス感染細胞など，自分の体内で発生した異常な細胞を攻撃します．攻撃対象を認識すると，NK細胞は細胞内部からパーフォリンやグランザイムなどの物質を分泌して，NKT細胞は細胞を破壊するファス分子と呼ばれるたんぱく質を使って処理します．

　生物が上陸しウイルスや細菌など，さまざまな外敵に遭遇するようになってから，進化は次の段階に進みます．それが現在のT細胞とB細胞です．

　T細胞とB細胞は，主に外界から侵入してくるウイルスや細菌，花粉やダニのフンなど微小な異物を攻撃するリンパ球です．B細胞は肝臓や膵臓，腸管などで作られ，T細胞は骨髄で作られた後，心臓近くの胸腺で異物を認識する教育を受けた後，血液に乗って全身を循環するようになります．

　T細胞はB細胞の指揮官のような働きをしており，B細胞はT細胞の指

令を受けて抗体を作ります．T細胞の表面には抗原を認識するレセプター（受容体）があり，T細胞はこのレセプターで感知した抗原に接着して攻撃を加えます．また，レセプターでキャッチした異物のシグナルを解析して，どのような抗体を作ればいいのかをB細胞に指令する働きもしています．

　体内では毎日ガン細胞が数千個単位で発生していますが，ガンにかからずにすんでいるのは，リンパ球の監視システムが働いているからです．先に登場したNK細胞はガン攻撃を得意としており，パーフォリンを分泌してガン細胞に穴をあけて殺します．ガン細胞の表面にはガン特有の目印（ガン抗原）があり，T細胞の中のキラーT細胞はこの目印を見つけるとガン細胞に接着して破壊します．

　加齢とともに胸腺は縮まることから，高齢になると免疫系の働きは弱くなると考えられています．たしかに胸腺は縮まりT細胞やB細胞は減少しますが，免疫力が弱ったわけではありません．年を重ねるにしたがって，体は新しいリンパ球中心の防御態勢から古いリンパ球（NK細胞やNKT細胞）中心へと移行させます．ガン細胞や老化細胞の処理を得意とするリンパ球にシフトすることで，加齢に応じた防御態勢を整えようとするわけです．可能な限り寿命をのばそうとする生物のしたたかな戦略といえましょう（図2-2）．

マクロファージの働き

　顆粒球とリンパ球を除いた，残り約5％がマクロファージです．マクロファージはアメーバのような形をした細胞で，大型の異物や細胞が排泄した老廃物，寿命を終えた赤血球などをのみ込んで処理したり，炎症が起こっている部位に駆けつけて異物を処理するなど，守備範囲の広い白血球です．

第2章　病気を治す免疫のしくみ

涙腺	
耳下腺	
扁桃	
リンパ節	
皮膚	
胸腺	
リンパ節	
肝臓	
脾臓	
消化管	
リンパ節	

● 免疫システム（旧）
○ 免疫システム（新）

胸腺外分化T細胞　　NK細胞

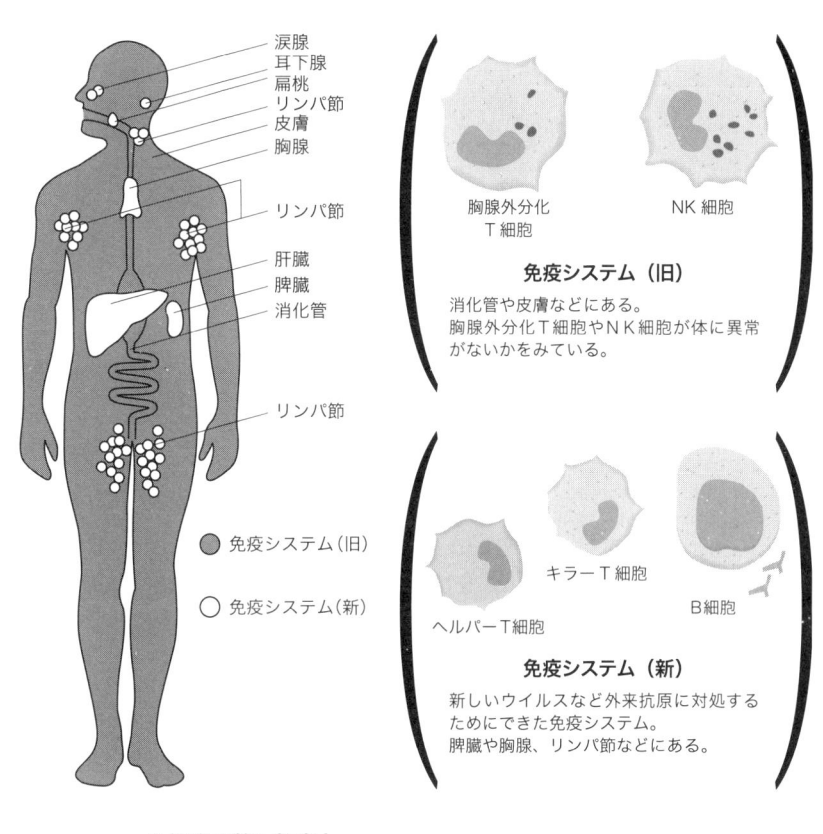

免疫システム（旧）

消化管や皮膚などにある。胸腺外分化T細胞やNK細胞が体に異常がないかをみている。

ヘルパーT細胞　キラーT細胞　B細胞

免疫システム（新）

新しいウイルスなど外来抗原に対処するためにできた免疫システム。
脾臓や胸腺、リンパ節などにある。

T細胞の数と免疫力

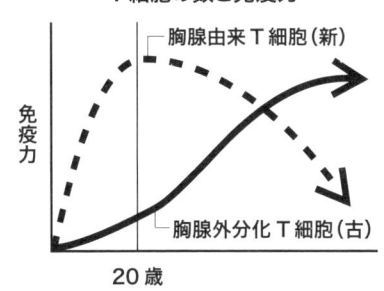

胸腺由来T細胞（新）
胸腺外分化T細胞（古）
免疫力
20歳

二十歳をすぎると胸腺はだんだん小さくなり、組織は脂肪になっていく。
胸腺が小さくなるにつれT細胞が減少すると胸腺外分化T細胞が増加するが、これにより免疫力が低下するのを防止する。

図2-2　新旧2つのシステムが免疫力を維持

31

マクロファージは血液の中だけでなく全身に分布しており，いる場所によって名前も形も異なります．単球は血液にのって全身を循環し，炎症部位に駆けつけます．肺胞マクロファージは肺に，クッパー細胞は肝臓に，グリア細胞は脳で活動をしています．

　単細胞生物時代の防衛システムは，マクロファージが異物を食べて老廃物にし，排泄するといった単純なものでした．しかし，ウイルスや異種たんぱく（自分の体にはないたんぱく質）の脅威にしじゅうさらされるようになると，この程度のシステムではサバイバルできません．そこで生物は脊椎動物に進化したあたりで，新たな防御システムを上乗せしました．

　ウイルスのように微小な異物は，貪食するよりも接着して攻撃する方が効率がいいので，マクロファージの食べる能力を捨て，抗体を作って相手にくっつく能力を進化させたリンパ球が登場しました．マクロファージの食べる能力をいっそう強化したのが顆粒球です（図2-3）．

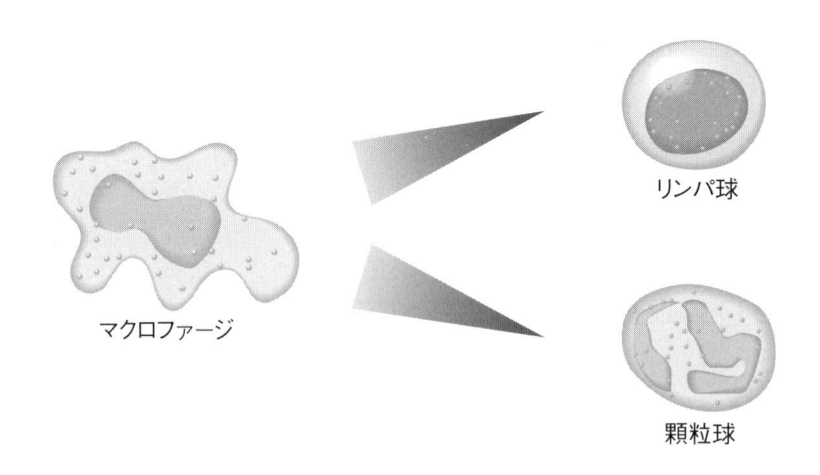

図2-3　進化するマクロファージ

顆粒球とリンパ球の働きは，全て先祖であるマクロファージの支配下にあります．細菌が侵入してくると，マクロファージは TNF－α などの炎症性サイトカインを放出します．すると血液中を循環している顆粒球は，このサイトカインの刺激で炎症部位に呼び寄せられ細菌を殺傷します．リンパ球にたいしても，マクロファージはさまざまなサイトカインを出して呼び寄せ，ウイルスの処理に当たらせます．

　マクロファージは異物を食べて相手がどのような敵であるかを判断し，異物のかけらをリンパ球や顆粒球に見せる抗原提示という働きもしています．リンパ球や顆粒球は，マクロファージから送られた情報によって活性化し，異物を排除するために働きます．逆からいうと，マクロファージからの抗原提示がないと，リンパ球は働くことができません．免疫反応のスイッチを入れるためには，マクロファージの存在が欠かせないというわけです．

　しばしば治療家から，「リンパ球の数は十分なのに，病気がなかなか治っていかないのはなぜ？」という質問を受けます．このような事態の背景にはマクロファージの機能低下が考えられ，マクロファージを活性化させる工夫をすることで問題は解決します．この点については，後ほどふれましょう．

全身の細胞を統括する自律神経

　以上でおわかりのように，私たちの体は白血球によって十重二十重に守られています．この白血球の数や働きは，次に述べる自律神経によって調整されています．

　自律神経は生物が多細胞化していく過程で，最初にできた神経ネットワークです．その役割は，細胞が勝手気ままに働かないよう，一つの目的に一致協力して働くようコントロールすることにあります．なにしろ私たちの体は

60兆個もの細胞からできているので，全細胞の活動を仕切る係が必要というわけです．

　これら膨大な数の細胞の働きはそれぞれ異なっていて，目的や活動に応じて「働く細胞」と「休む細胞」があります．具体的に言うと，活発に活動しているときと休息しているときでは，働く細胞が全部変わるということです．

　仕事をバリバリこなして興奮気味というときは，血圧を上げたり，脈を早くしたり，筋肉を緊張させたりする必要があるので，この目的に応じた細胞を働かせます．休息しているときやくつろいで食事をしているときには，興奮のときに使っていた細胞を全部休ませて，リラックスするときに働く胃や腸の細胞を働かせます．このように「細胞が働くか，休むか」を，一瞬のうちに決めているのが自律神経です（図2-4）．

　自律神経は心臓や血管，胃腸，汗腺など内臓諸器官の働きを無意識に調整しており，正反対の働きをする交感神経と副交感神経からなります．

　交感神経は体調を活動的にする働きがあり，興奮や緊張を伴う場面，運動時や昼間の活動時に優位になる神経です．自律神経は内臓の働きを調整する際，神経の末端から神経伝達物質を分泌し，交感神経が優位になるとアドレナリンが分泌されます．

　アドレナリンは体を興奮・活動モードにする働きがあり，心臓の鼓動を速め，血管を収縮させて血圧を上げる作用があります．したがって交感神経が優位なときは，心身ともにシャキッとして，活気に満ちた状態になります．

　しかし，交感神経が過度に緊張してアドレナリンの作用が過剰になると，心臓がドキドキして息苦しく感じたり，イライラ感が強くなります．やたらに腹が立ちやすかったり，怒りっぽくなったりするというときは，交感神経が緊張しているサインです．

　交感神経の緊張が続くと血管が収縮傾向になって血流が悪くなり，体に冷えを感じるようになります．激しく怒ったときなど，顔が真っ青になり，手が氷のように冷たくなることがありますが，これはアドレナリンの過剰な作

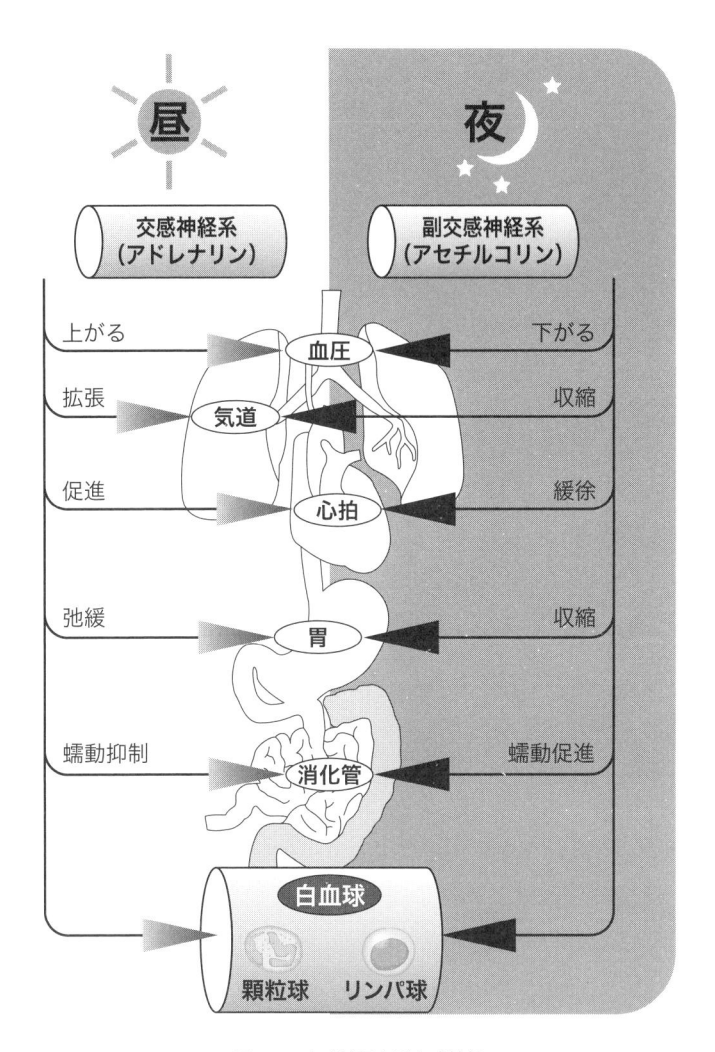

図2-4 交感神経と副交感神経

用で血流障害が生じているからです．後述しますが，働き過ぎや精神的な悩みなどのストレスを抱え続けると，交感神経の緊張状態が続き，さまざまな

病気が発症します．

　副交感神経はリラックスした体調に整える神経で，主として食事をしているときや，夜間の休息時に優位になります．副交感神経が優位になるとアセチルコリンが分泌されます．アセチルコリンは体を休めたり，リラックスさせたりする働きがあり，心臓の鼓動をゆっくりにし，血管を拡張して血圧を下げます．のんびりくつろいでいるときは手足がポカポカ温かくなりますが，これは血管が拡張し血流が良くなっているためです．

　アセチルコリンには細胞の分泌・排泄能を高める働きもあり，消化液の分泌が活発になり，排便が促されます．布団の中でのんびりゴロゴロしているときなど，やたらにオナラが出るのも，アセチルコリンによって分泌・排泄能が高まっているからです．

　副交感神経が優位なとき，私たちは心身ともに穏やかで，くつろいだ状態にあります．このこと自体は良いことなのですが，楽すぎる生活を続けていると副交感神経が優位になりすぎて気力を失ったり，体がだるくなったりして，全身の新陳代謝が低下します．また，アレルギー症状が強く現れるようになるなど，健康とは言いがたい体調になります．病気の2割ほどは，このように副交感神経が過度に優位になって発症します．

　交感神経と副交感神経はシーソーのようにバランスをとって働いており，交感神経が優位のときは副交感神経の働きが抑えられ，副交感神経が優位のときは交感神経が抑えられます．

　運動をしているときは交感神経が優位になるので，心臓の活動は活発になって呼吸も速くなりますが，消化器の働きは抑えられます．反対にのんびり休息しているときは副交感神経が優位になるため，心臓や呼吸は穏やかになる一方，分泌能が高まって消化器の働きは活発になります．自律神経が状況に応じて細胞の働きを調整することで，その時々にふさわしい体調が整うというわけです．

免疫力は自律神経のバランスで決まる

これまでの研究では，白血球のように血液中を移動している細胞は自律神経の作用を受けにくいと考えられていましたが，共同研究を進めていく中で顆粒球にはアドレナリン，リンパ球にはアセチルコリンのレセプター（受容体）があり，それぞれ次のように連係していることがわかりました．

・交感神経が優位になると，アドレナリンに反応して顆粒球が増えて活性化する．
・副交感神経が優位になると，アセチルコリンに反応してリンパ球が増えて活性化する（図2-5）．

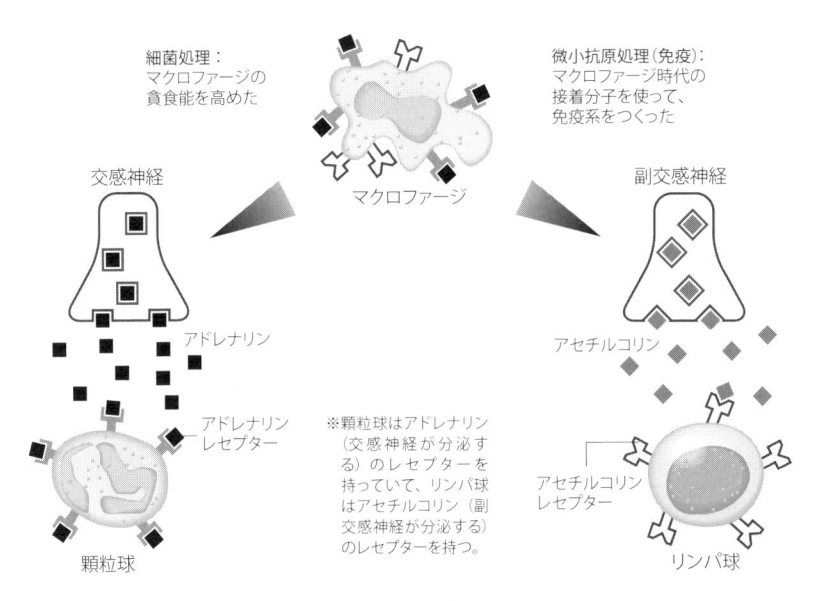

図2-5 顆粒球とリンパ球の増加要因

交感神経と副交感神経がバランスよく働いているとき，白血球の比率は顆粒球が54〜60%，リンパ球が35〜41%になります．顆粒球とリンパ球の比率がおおむねこの範囲におさまっていれば，免疫力は高く保たれており，体調もよく病気にかかることもありません．たとえ病気になっても，自分の力で治すことができます．免疫力を発揮できるかどうかのカギは，自律神経が握っているというわけです（図2-6）．

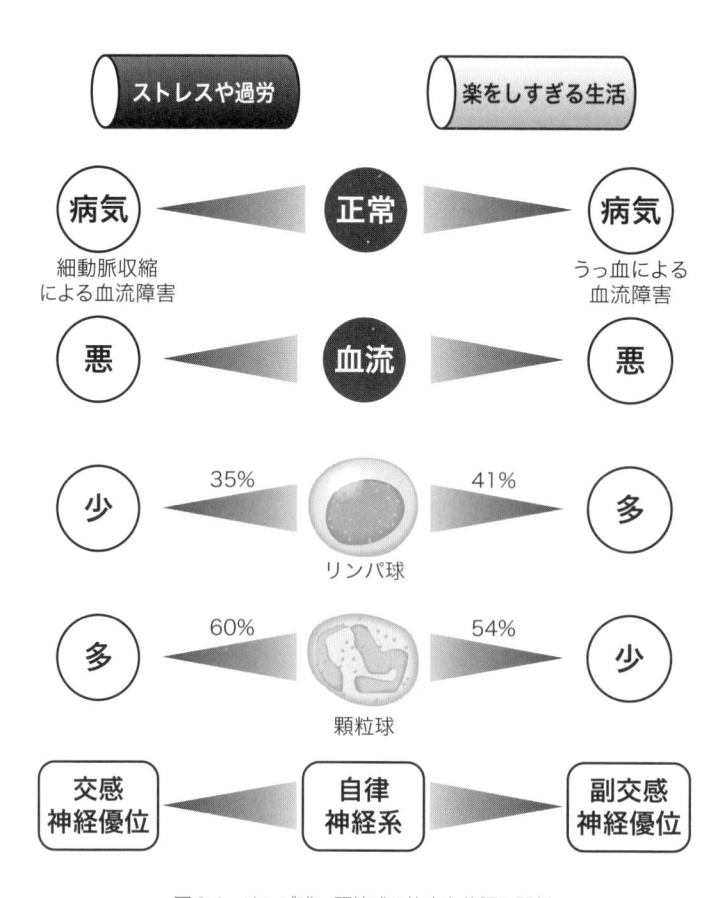

図2-6　リンパ球・顆粒球の比率と体調の関係

交感神経⇔顆粒球
副交感神経⇔リンパ球

　この組み合わせが生まれた背景には，日の出とともに活動をはじめ，日暮れとともに休息するという生物の「日内リズム」があります．交感神経が優位になっている日中の活動時，私たちは活発に動き回ります．そのため手足を擦りむいたり，傷を負ったりして傷口に細菌が侵入する機会も増えます．そこで細菌を撃退する顆粒球を増やす必要があるのです．

　一方，副交感神経が優位になっている夜間の休息時や食事時は，食物と一緒にウイルスが入ってきたり，消化酵素で分解された異種たんぱくが体内に入ってきます．これらはサイズが小さすぎて顆粒球では対応できないため，微小な異物処理を得意とするリンパ球の出番になります．夜間は体内の細胞の入れ替えが起こる時間帯でもあり，リンパ球は1日の活動で壊れた細胞や老化して働きが悪くなった細胞やガン細胞などをマクロファージとともに排除しています．

　朝，目がさめて活動し，夜は体を休めて食事をし，ぐっすり眠る……．1日の流れの中で効率よく体を守るために，顆粒球とリンパ球はスタンバイしています．実際，血液をとって白血球の変動を調べてみると，両者がはっきりとしたリズムを持って変動しています（図2-7）．

　自律神経は季節に対応して「年内リズム」もきざんでいます．すなわち気温が高く低気圧の夏はリラックスする副交感神経が優位になり，気温が低く気圧が高い冬は体の活動を高めるために交感神経が優位になる傾向があります．当然，このリズムは白血球にも反映し，顆粒球は冬に多く夏は少なくなり，リンパ球は冬に少なく夏に多くなる傾向があります．

　自律神経は，その時々の外的，内的な環境の変化に対して，もっとも効率の良い防御態勢を整えるため，顆粒球とリンパ球の数や働きを調整しています．生物が身を守るために作り上げてきたシステムの巧緻さ，見事さには驚くばかりです．

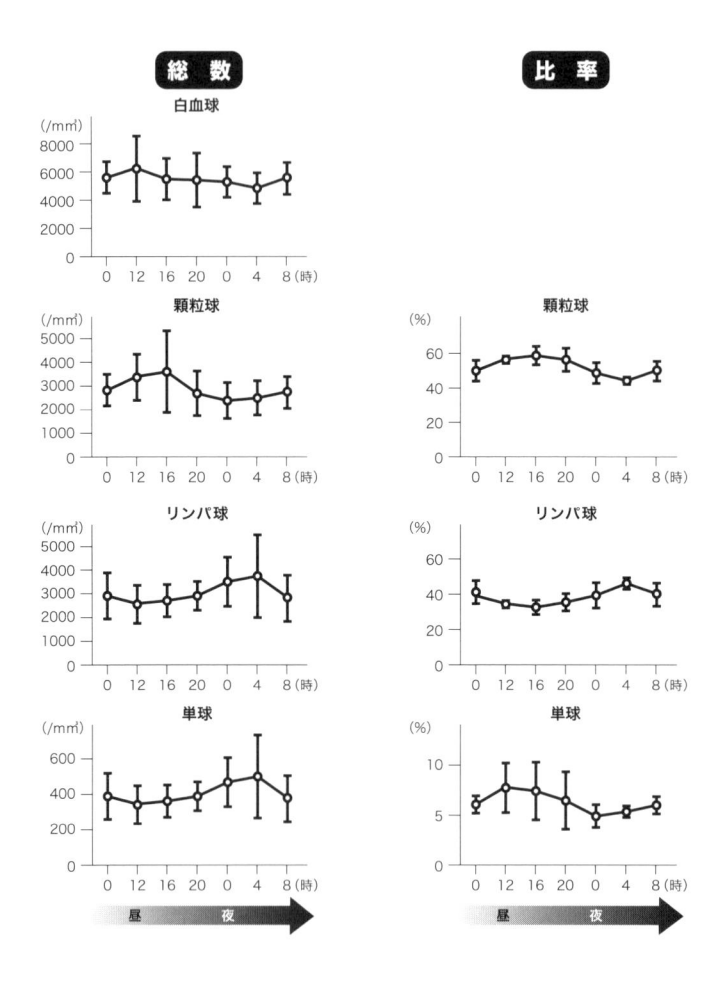

図 2-7 白血球の日内リズム

交感神経，副交感神経に反応するマクロファージ

　白血球と自律神経の連係の中で，もう一つ大切なことを付け加えておきましょう．それはマクロファージと自律神経の関係です．顆粒球とリンパ球の先祖にあたるマクロファージは，アドレナリンレセプターとアセチルコリンレセプターの両方を持っており，交感神経，副交感神経の刺激を受けて働きます．

　交感神経が優位になっているときのマクロファージは，興奮状態になり体内をあちこち動き回っています．一方，副交感神経が優位なときのマクロファージは，動き回るのをやめてリラックスし，貪食能を高めて異物を飲み込んで消化・排泄することに専念します．

　ここまで読んで気づいた方もいるかもしれませんが，単細胞生物時代の生き残りであるマクロファージと私たち個体の生命活動は同調しています．したがって私たちが元気よく働いているときは，マクロファージも活発に働き，顆粒球やリンパ球にどんどん指令を出して免疫反応を促しています．

　反対に私たちの体が弱っているときは，マクロファージの活力も低下します．感染が激しくなり，もっとマクロファージに働いてもらわなくては困るという状況になると，体は発熱してマクロファージを奮起させ，顆粒球やリンパ球の活動を誘導します．

　マクロファージはふだんでも代謝が活発であれば活性化し，体温が低くなると働きが悪くなります．しばしば治療家から，「リンパ球が多いのに病気が治らない」という相談を受けます．この問題の背景には低体温と過食がかかわっています．解決策は体温を上げ食事量を減らすことです．これについては別項で説明しましょう．

「福田—安保理論」のルーツ

　これまでお話しした自律神経と白血球の関係については，私たちが共同研究をはじめるずっと以前に，元東北大学医学部講師の斉藤章先生によって明らかにされていました．斉藤先生は5000人もの患者さんを対象に，あらゆる感染症のデータを集め，次のような法則を見いだしたのです．

・ブドウ球菌などに感染しマクロファージや顆粒球など食細胞系の細胞が活性化すると，患者さんの脈は速くなり，胃酸の分泌が低下する．これは交感神経が優位になったときの体調であり，マクロファージや顆粒球が放出する活性酸素によって交感神経が刺激されているのではないかと考えられる．
・ウイルスなどの刺激でリンパ球が活性化している患者さんでは，脈は遅くなり胃酸分泌は上昇する．これは副交感神経が優位になったときの体調であり，何らかの理由で副交感神経が刺激されたものと考えられる．

　食細胞系とリンパ球系という2大系統の働きが，交感神経，副交感神経が作用したときと同じ状態をもたらすことから，斉藤先生は2つの系の細胞も相拮抗して体の防御を行っているのではないかという結論に至りました．そして，「食細胞かリンパ球か，二者択一」を生体防御系の「生物学的二進法」と命名し，発表されました．

　しかし斉藤理論が発表された当時は，ペニシリンの実用化（昭和19年）によって結核などの感染症が制圧される時期と重なり，生物学的二進法はだれにも注目されずにおわり，斉藤先生は，「俺は生まれるのが100年早かった」と周囲の無理解を嘆かれました．

　私と福田先生の出会いのきっかけは『ミクロスコピア』（平成6年秋号）という雑誌です．私たちは同じ号に寄稿し，福田先生は気圧と虫垂炎のこと

を，私は斉藤先生のエピソードを交えて白血球の話を書きました．100年待ちきれなかった斉藤先生が，私たちを巡り合わせてくださったのかもしれません．

ストレスをためる無理な生き方が免疫力を低下させる

　自律神経は，状況や外的環境の変化に応じて交感神経が優位になったり，副交感神経が優位になったりと揺れ動いています．この揺れがあるおかげで，私たちの体調も良好に保たれています．揺れが極端に少なくなり，自律神経の働きがどちらか一方に偏ったとき，病気は発症します．交感神経，副交感神経どちらに偏りすぎても病気になりますが，病気全体の約8割は交感神経緊張状態が持続したとき発症しています．

　交感神経を過度に緊張させる最大原因はストレスです．

　経済問題やリストラの不安，親の介護の心配を抱えて夜も眠れない，連日のサービス残業で疲れ果てている，家庭内や職場の人間関係がぎくしゃくし気が休まらない……．なにかしら悩みを抱えていると，胃が痛くなったり，食欲が落ちたり，眠りが浅かったり，イライラしたり，八つ当たりしたくなったりします．

　心身に負担がかかると，体はこれに負けまいとして交感神経を緊張させ，心と体にカツを入れます．その際，アドレナリンがどっと放出されるために，こうした変調が起こるようになるのです．

　ストレスにはさまざまな事柄がふくまれますが，患者さんに病気になる前の悩みをたずねてみると，男性の場合は「働き過ぎ」が，女性の場合は「心の悩み」が病気の引き金になっているようです．もちろんこれは厳密に分けられるものではなく，女性も働き過ぎて無理を重ねれば，健康を損ねるのは

いうまでもありません．後でふれますが，男女に関係なく，交感神経の緊張を引き起こすのは「薬によるストレス」です．ストレス状態が長引くと交感神経の緊張も続き，次のように体調不良や病気が起こります（図 2-8）．

大量の活性酸素で組織が破壊される（顆粒球の増加）

　顆粒球が引き起こす最大の害は，活性酸素による組織破壊です．活性酸素は呼吸で得た酸素や，細胞の新陳代謝などからも生じますが，活性酸素全体の割合でいえば顆粒球から放出されるものが 8 割を占めています．
　正常な量の活性酸素は，細胞に活気を与えて活動的な体調を作るという大切な働きをしています．しかし，その量が過剰になったときは，凶器というほかありません．顆粒球が流れ着いた先の周辺組織を広範に破壊して胃潰瘍，十二指腸潰瘍，潰瘍性大腸炎，痔瘻などさまざまな病気を引き起こします．また，急性虫垂炎，腎炎，膵炎，歯肉炎，口内炎，急性肺炎など化膿性の炎症は，顆粒球と粘膜にいる常在菌との間で激しい反応が生じて発症します．
　恐ろしいのは，顆粒球による組織破壊は非常に短期間で起こることです．ここでマウスの実験をご紹介しましょう（図 2-9）．
　マウスに金網をかけて動けないようにし，24 時間そのままにしておくと，自由を奪われたマウスは強いストレスを感じ，交感神経緊張状態になります．顆粒球の変動を調べると，実験前には大腿骨の中に 15×10^6 という大量の顆粒球が認められました．
　骨髄には顆粒球の予備がたくわえられています．急性ストレスを与えられたマウスの体内では，骨髄から予備軍が一気に末梢に流れ，血流が多い肝臓から胃の粘膜にたどりつき胃粘膜を攻撃しています．この時胃粘膜だけがダメージを受けるのではなく，他の粘膜でも組織破壊が起こっているのです．

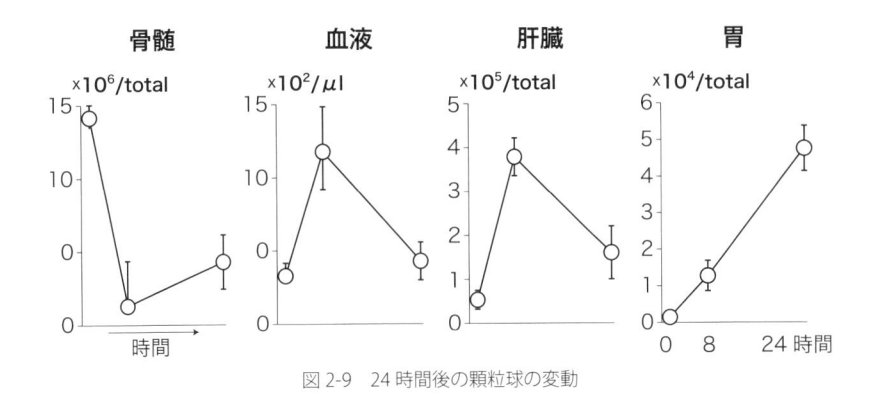

骨髄	血液	肝臓	胃
×10⁶/total	×10²/μl	×10⁵/total	×10⁴/total

図 2-9　24 時間後の顆粒球の変動

　一連の急激な反応はわずか 1 日で完結します．激しい夫婦げんかをした翌日に胃がしくしく痛み，突発性難聴になったという患者さんがいます．急性ストレスによる顆粒球増多で胃と内耳の双方の粘膜が攻撃された結果です．

　こんな例もあります．最近，若者からの電話相談で，骨髄炎に関する悩みを立て続けに 2 件受けました．通常，骨髄は炎症が起こりにくい部位なので私は不思議に思い，「病気になる前，なにか無理をしませんでしたか？」とたずねました．すると 2 人とも，徹夜で働くアルバイトをしていたことがわかりました．

　若い時は体力に自信があるので，少々無茶をしても大丈夫という意識があり，20 代の若者は夜中のアルバイトも平気でこなします．活動量の多い人は健康な時から交感神経が優位な状態にあり顆粒球も多めです．この 2 人はそもそも交感神経が優位なうえに，働き過ぎのストレスが加わって交感神経の緊張に拍車がかかり，骨髄内にためられていた予備の顆粒球が自壊して炎症を招いたのです．

　実は，ガンも組織破壊の延長線上で発症します．活性酸素が組織を破壊すると，体内ではそれを修復するために細胞の増殖を担う増殖関連遺伝子が働きます．この遺伝子はふだんは必要なときだけスイッチが ON になり，必

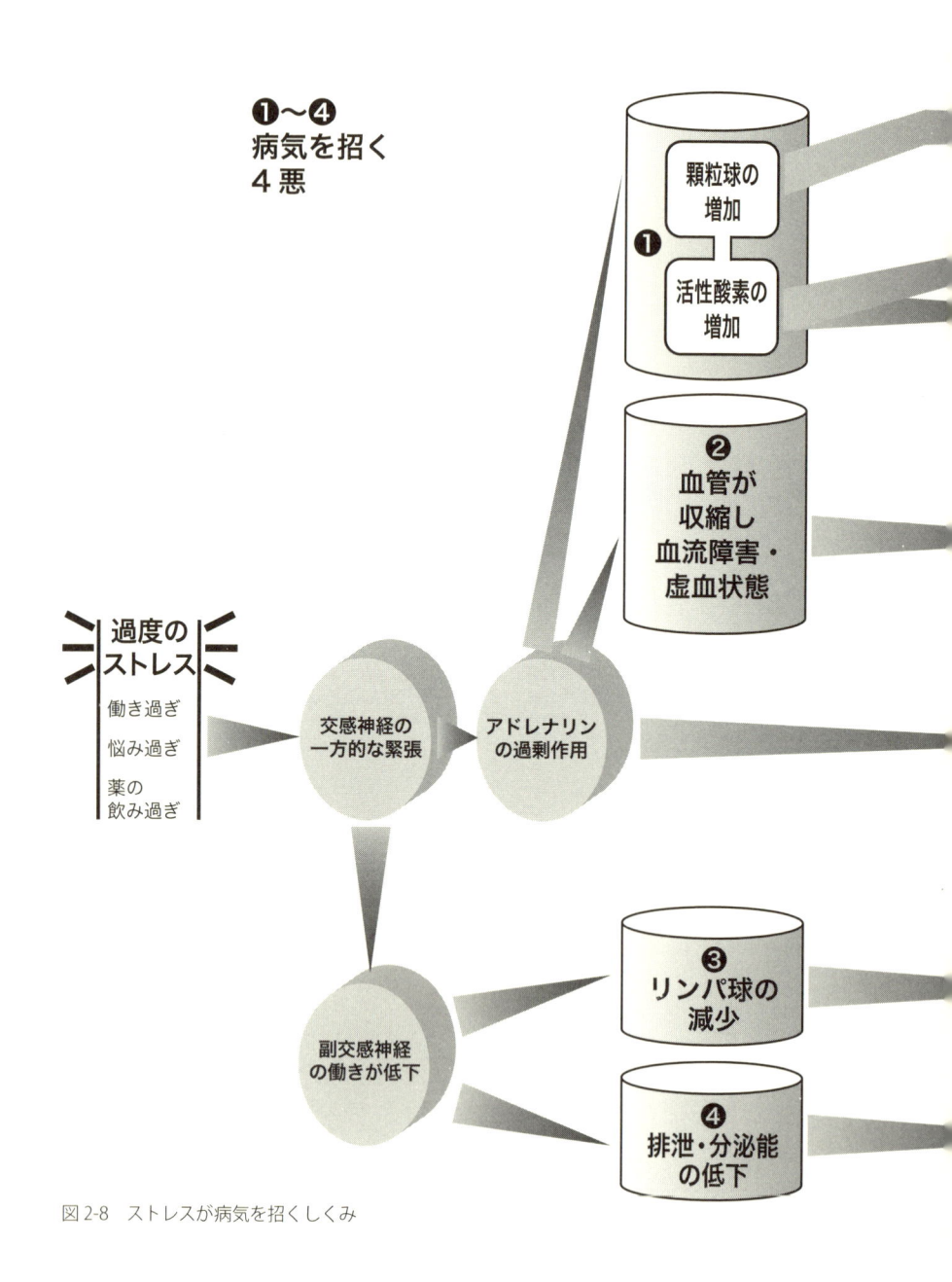

図2-8 ストレスが病気を招くしくみ

第2章　病気を治す免疫のしくみ

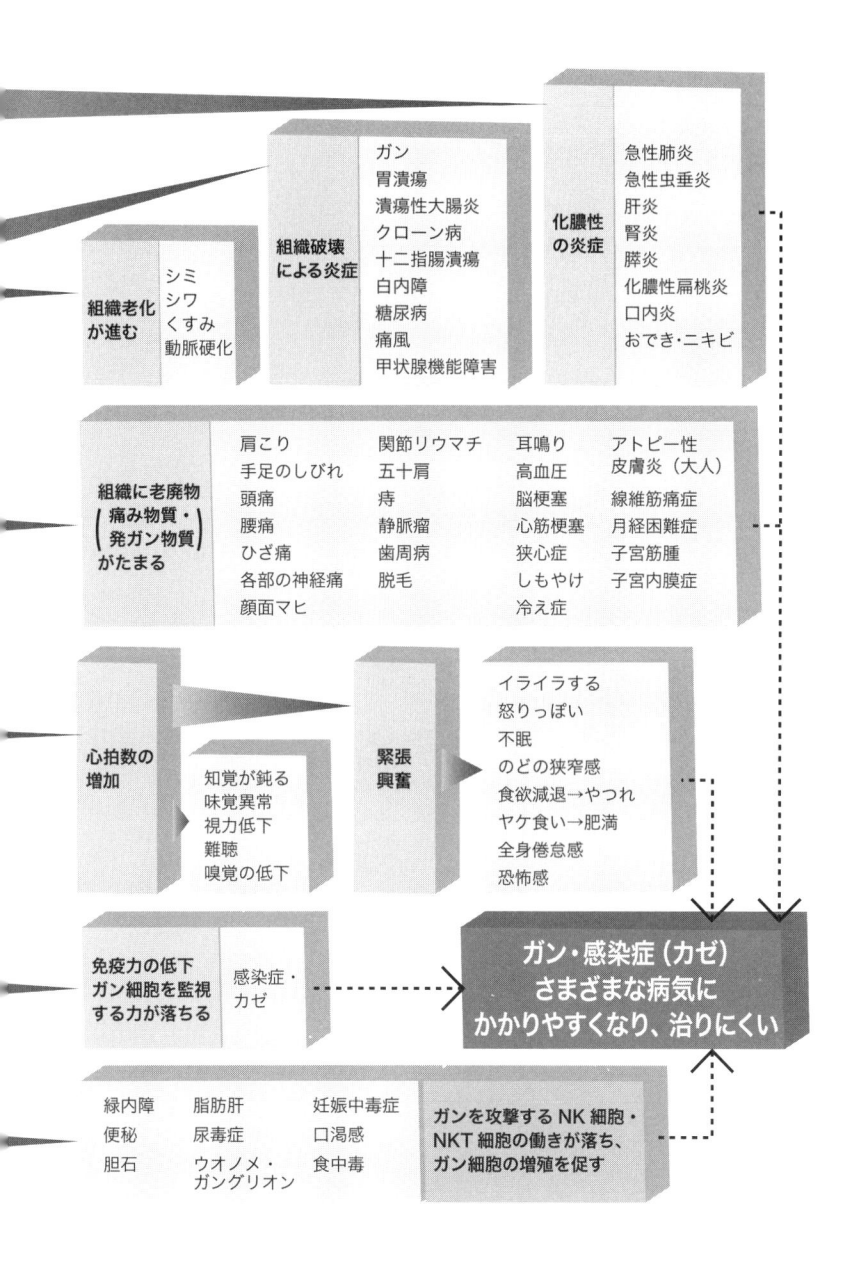

| 組織老化が進む | シミ
シワ
くすみ
動脈硬化 | 組織破壊による炎症 | ガン
胃潰瘍
潰瘍性大腸炎
クローン病
十二指腸潰瘍
白内障
糖尿病
痛風
甲状腺機能障害 | 化膿性の炎症 | 急性肺炎
急性虫垂炎
肝炎
腎炎
膵炎
化膿性扁桃炎
口内炎
おでき・ニキビ |

| 組織に老廃物
(痛み物質・
発ガン物質)
がたまる | 肩こり
手足のしびれ
頭痛
腰痛
ひざ痛
各部の神経痛
顔面マヒ | 関節リウマチ
五十肩
痔
静脈瘤
歯周病
脱毛 | 耳鳴り
高血圧
脳梗塞
心筋梗塞
狭心症
しもやけ
冷え症 | アトピー性
皮膚炎（大人）
線維筋痛症
月経困難症
子宮筋腫
子宮内膜症 |

| 心拍数の増加 | 知覚が鈍る
味覚異常
視力低下
難聴
嗅覚の低下 | 緊張
興奮 | イライラする
怒りっぽい
不眠
のどの狭窄感
食欲減退→やつれ
ヤケ食い→肥満
全身倦怠感
恐怖感 |

| 免疫力の低下
ガン細胞を監視
する力が落ちる | 感染症・
カゼ |

**ガン・感染症（カゼ）
さまざまな病気に
かかりやすくなり、治りにくい**

| 緑内障
便秘
胆石 | 脂肪肝
尿毒症
ウオノメ・
ガングリオン | 妊娠中毒症
口渇感
食中毒 | ガンを攻撃するNK細胞・
NKT細胞の働きが落ち、
ガン細胞の増殖を促す |

要な分だけ細胞を増殖させます．

ところが慢性的に交感神経が緊張し組織破壊が度重なると，修復を繰り返すために増殖関連遺伝子はスイッチが入ったままになります．その結果，細胞は増殖を無秩序に繰り返すようになり，ここに発ガン物質などの刺激が加わることで，正常細胞はガン細胞に変わっていきます．

本来ならここでリンパ球が処理にあたってことなきを得るのですが，交感神経緊張状態が続くと，副交感神経の働きが抑えられるためにリンパ球数が減り，ガン細胞を処理できなくなってしまいます．こうなるとガンの増殖に歯止めがかからなくなり，発ガンに至ります．以上のようなしくみがわかると，ストレスのせいで胃炎や胃潰瘍になったり，バリバリ仕事をこなしていた人が，ある日突然，ガンや膵炎，心臓病で倒れる理由も容易に理解できるでしょう．

内臓の働きが悪くなり，低体温になって免疫力が低下する（血流障害）

交感神経の緊張が慢性化すると，アドレナリンの作用で血管が常にしぼられた状態になり，全身で血流障害が起こります．血液は組織に酸素と栄養を供給し，二酸化炭素と老廃物を血流に乗せて排出しています．組織に血液が行き渡らなくなれば，生命活動に必要な物資も調達されず，代謝機能（体内での物質の処理）が低下して，内臓の働きも悪くなります．たとえば胃や腸の血液循環量が減少すれば，消化吸収もスムーズにいかなくなるのです．

また，本来排泄されるべきものがたまることで，体内環境も悪化していきます．痛み物質が停滞すれば痛みやこり，しびれなどが現れ，筋肉疲労が起こりやすくなり，有害物質や発ガン物質が蓄積すれば発ガンを促すことにも

なるのです．血流障害の健康被害はこれだけにとどまりません．血流が悪くなると体内の代謝が低下する影響で，熱の産生量そのものが減少して36℃以下の低体温になります．

　体温は1日のうちである程度変動しており，朝がもっとも低く，その後はしだいに上昇して夕方にもっとも高くなり，夜間にかけて下がっていきます．昼間は活動に伴って熱が産生され体温が高くなりますが，かりに活発に動いていなかったとしても一定の高さは維持されています．

　体温は私たちの健康を支える要となるものです．さまざまな生命活動を支えている酵素が活発に働くには，体の深部で37.2℃，腋下で36.2～36.5℃くらいの体温が必要です．実際，健康な人の平熱はこの範囲にあります．一方，病気の人はおしなべて体温が低く，腋下で35℃台，34℃台の人も珍しくありません．

　低体温が続くと細胞の活動が低下するだけでなく，体の防御システムも打撃を受けます．リンパ球は体温が高いほど活性化し，数も多いことがわかっています．リンパ球の攻撃力が最大になるのは，体温が38～39℃台．インフルエンザで40℃近い高熱が出るのは，リンパ球を活性化させるために体が体温を上昇させているからです．慢性的な低体温は，リンパ球の働きが悪くなり免疫力を低下させる原因となります．

免疫力が低下し
病気を呼び込む体調になる（リンパ球の減少）

　交感神経が緊張しているときは，副交感神経の働きが抑えられるためリンパ球が減少します．リンパ球の減少は免疫力の低下を意味し，病気にかかりやすく，治りにくいという体調になります．
　前項で触れたように，私たちの体内では毎晩，数千個のガン細胞が生まれています．リンパ球が不足すればガン細胞を処理しきれなくなり，ガンの発症をとめることができなくなります．心労が続くとかぜを引きやすいというのも，ストレスによるリンパ球減少でウイルスへの攻撃力が弱くなっているためです．福田医師の報告にあるように，病気の重症度が高い人は明らかにリンパ球数が減少しています（参照・第3章 p.95）．

便秘，排尿障害，腎臓結石が起こりやすく，
ガンに攻撃力を発揮できない（排泄・分泌能の低下）

　副交感神経は内臓や各器官の排泄や分泌能を支配しています．交感神経緊張状態が続くと副交感神経の働きが抑えられるため，排泄・分泌能が低下します．この状態を簡単に言ってしまえば，出すべきものが出せないということです．老廃物や有害物質を排泄しにくくなり便秘や排尿障害を起こしたり，腎臓結石，胆石，ウオノメなどができやすくなります．
　分泌能の低下は，食物の消化に必要な消化酵素の分泌不足を招くだけでなく，体を守るうえでも不利な事態になります．先述したように，リンパ球は

ガンに攻撃をするとき特有のたんぱく質を分泌して相手を殺傷します．武器であるたんぱく質の分泌がとまってしまうと，リンパ球はガン細胞を攻撃できなくなります．リンパ球の数自体も減っているので，弱り目に祟り目でガン細胞の増殖を食い止められなくなってしまうのです．

楽過ぎる生き方も病気を招く

　大半の病気は，ストレスによる交感神経の緊張で発症しますが，一方で副交感神経が優位になり過ぎて発症する病気もあります．
　副交感神経はリラックスした体調を作ります．穏やかな心もちで，ゆったりと暮らすというのは，いかにも健康そうに見えます．しかし，何事も程度問題で，副交感神経が優位になり過ぎると，やはり健康を害し病気を招くことになります（図2-10）．

「うっ血」により低体温になり免疫力が低下する（血管拡張）

　副交感神経は血管を拡張して血流を促す働きがあります．体が温かいという感覚は，まさに副交感神経優位で血流が良くなっている状態です．しかし，これも度が過ぎると，病気の引き金になります．
　副交感神経が過度に働くと，血管を開くアセチルコリンの作用が強くなり，血管が開き過ぎて血液がよどんで流れにくくなる「うっ血」が生じます．発端は違っても血流障害には違いないので，体に与えるダメージは交感神経緊

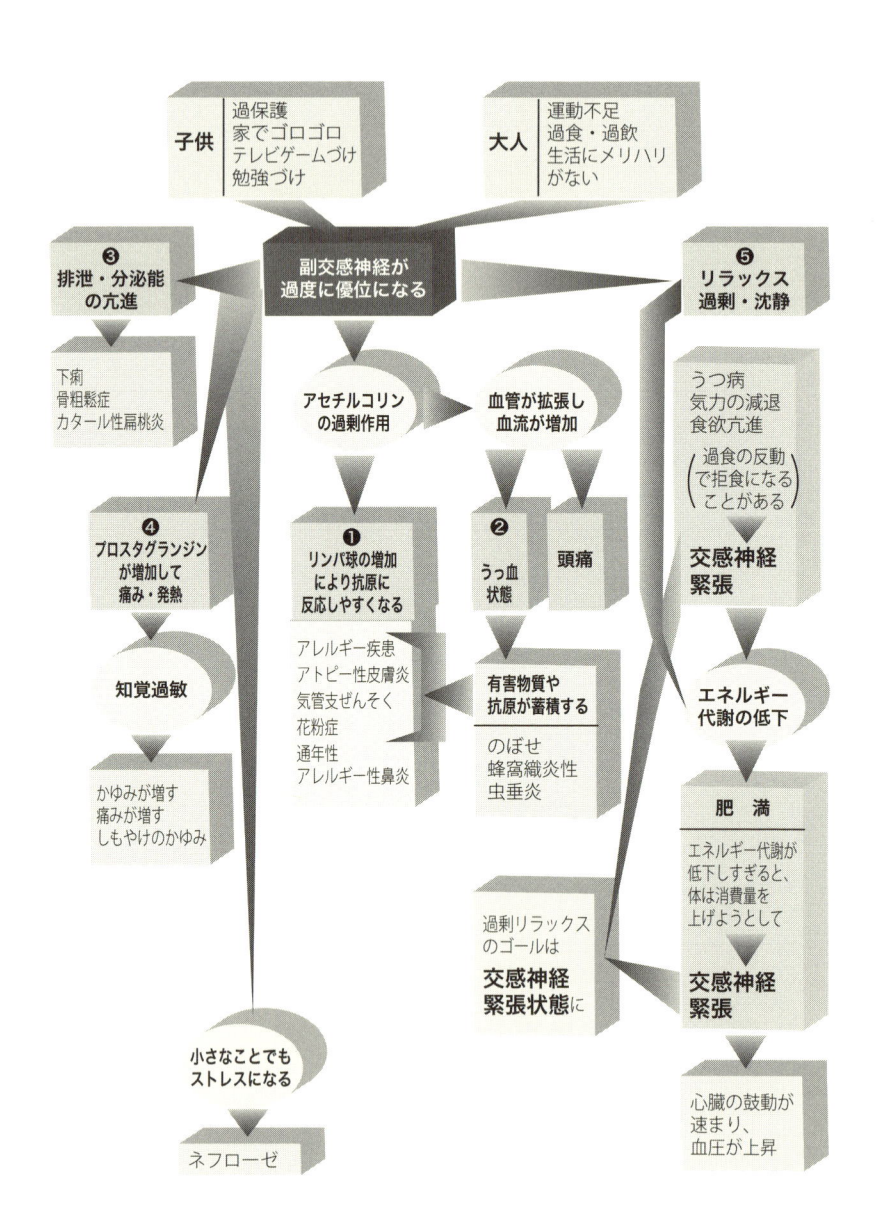

図 2-10 副交感神経が過度に優位で起こる病気

子供
- 過保護
- 家でゴロゴロ
- テレビゲームづけ
- 勉強づけ

大人
- 運動不足
- 過食・過飲
- 生活にメリハリがない

↓

副交感神経が過度に優位になる

❸ 排泄・分泌能の亢進
- 下痢
- 骨粗鬆症
- カタール性扁桃炎

❹ プロスタグランジンが増加して痛み・発熱
知覚過敏
- かゆみが増す
- 痛みが増す
- しもやけのかゆみ

小さなことでもストレスになる
↓
ネフローゼ

アセチルコリンの過剰作用

❶ リンパ球の増加により抗原に反応しやすくなる
- アレルギー疾患
- アトピー性皮膚炎
- 気管支ぜんそく
- 花粉症
- 通年性アレルギー性鼻炎

血管が拡張し血流が増加

❷ うっ血状態 / **頭痛**

有害物質や抗原が蓄積する
- のぼせ
- 蜂窩織炎性虫垂炎

過剰リラックスのゴールは**交感神経緊張状態**に

❺ リラックス過剰・沈静
- うつ病
- 気力の減退
- 食欲亢進
  （過食の反動で拒食になることがある）

↓
交感神経緊張
↓
エネルギー代謝の低下
↓
肥満

エネルギー代謝が低下しすぎると、体は消費量を上げようとして
↓
交感神経緊張
↓
心臓の鼓動が速まり、血圧が上昇

張状態で起こる血流障害と同様で，慢性化すると低体温になる点も同じです．
　リンパ球が多いのにガンを発症している人は，低体温でリンパ球が力を発揮できないことが原因です．このタイプのガンは血流障害を解消していくことで，治っていきます（参照・第3章）．
　もう一度まとめておくと，低体温には次の2つのタイプがあります．
　Ⅰ　交感神経が過度に緊張する→血管収縮→虚血による血流障害→低体温
　Ⅱ　副交感神経が過度に優位になる→血管拡張→うっ血による血流障害→低体温

　リンパ球が多くてもガンになった，リンパ球が十分にあるのに，なかなか病気が治らないという患者さんがいます．こうしたケースの背景には，このⅡ型の低体温があります．
　先に触れたように，リンパ球が免疫反応を起こすためには，マクロファージの働きが欠かせません．体温が低いとマクロファージの機能が低下し，リンパ球が攻撃態勢に入ることができません．また，リンパ球も低体温では力が発揮できないので病気の治りが悪い，ガンが治らないという事態になります．
　マクロファージは防御系だけでなく，栄養処理にもかかわっています．たとえば，食事由来のコレステロールが血液中にだぶつき，血管壁につくとマクロファージがこれをせっせと食べて処理します．コレステロールを食べたマクロファージの死骸が血管内壁にたまり，動脈の壁が厚くなった結果，動脈硬化が発症します．
　栄養をとり過ぎると，マクロファージは栄養処理に追われ，体の防御に専念できなくなります．現代医学は病気になるとすぐに栄養点滴や腸管栄養を行いますが，発熱しているときは栄養はひかえめにして，マクロファージが防御に専念できる環境を整えるべきです．実際，発熱しているときには食欲が落ちますが，これはマクロファージが防御系に専念するための現象なので

す．
　先の話に戻ると，リンパ球が多いのに病気の治りが悪いという患者さんは，体を動かして体温を上げるとともに食事量をひかえると，免疫反応がスムーズに起こるようになり治癒に向かうでしょう．

リラックス過剰による気力・体力の減退，過食による肥満

　副交感神経優位が続き，リラックス過剰になると気持ちのハリが失われ，落ち込みやすくなりうつ病が発症します．体からも活力が失われ，なにをやるのも億劫，歩くのも面倒という状態になります．
　リラックスも極限までいくと，食欲が亢進して過食になりやすく，結果的に肥満を招きます．肥満が進み動作が緩慢になると，体はエネルギーの消費量を上げるために，交感神経を緊張させます．このような状態が続くと，最終的には交感神経が慢性的に緊張するようになり，新たな病気を引き起こします．

アレルギー疾患にかかりやすい（リンパ球の増加）

　副交感神経が過度に優位になると，その調整下にあるリンパ球が増えすぎます．先にお話しした通り，リンパ球は体内を循環して異物の侵入を監視していますが，数が増えすぎると抗原（アレルギー反応を起こす原因物質）にたいして反応が強くなるのです．その結果，アトピー性皮膚炎，気管支ぜん

そく，花粉症などアレルギー疾患が発症しやすくなります．

　子どもは 15 歳ごろまでリンパ球が多いのが普通です．そのため幼児期から学童期にかけて，アトピー性皮膚炎やぜんそくが発症しやすいのですが，成長とともにリンパ球が成人型の比率に落ち着くと，過敏な反応がおさまり自然治癒します．

　福田医師によれば，子どものアトピー性皮膚炎はリンパ球のバランスを整えることで，ほとんどが短期間に治癒し，難治化するのはステロイドを使用しているケースがほとんどであるといいます（参照・第 3 章 p.123 子どものアトピー性皮膚炎）．

出過ぎる害もある（分泌・排泄能の亢進）

　副交感神経が過度に働くと，臓器や器官の排泄や分泌能が過剰に働きます．たとえば，下痢を起こしやすいというケースはこれに当たります．排泄・分泌能が亢進すると，本来とどめておきたいものが定着しないという事態も起こります．運動不足でだらだらしている人は，骨粗鬆症になりやすくなります．これは骨への物理的な刺激が減少することにくわえ，カルシウムが骨に沈着しにくくなるためです．

知覚が過敏になる（プロスタグランジンの増加）

　副交感神経が優位になると，血管拡張作用のあるプロスタグランジンの分泌が盛んになります．プロスタグランジンには知覚神経を過敏にして痛みを

起こしたり，発熱させたりする作用があります．

　プロスタグランジンが増加すると，血流量が増え，知覚神経が過敏になって痛みやかゆみが強くなったり，炎症が激しくなります．ちょっとした傷でも過敏に痛がる人は，副交感神経が過度に優位になっているということです．

ストレスに気づくことが治癒に向かう第一歩

　自律神経と白血球のかかわりが理解できると，これまで考えられていた以上にストレスが深刻な健康被害をもたらしていることがわかります．病気を治癒に導くには，ストレスから逃れることがなによりも大切です．

　とはいえ，経済問題や職場の労働環境，家族間の葛藤など，一朝一夕に解決できない悩みの方が多いのが現実です．社会生活を営む中で，ストレスを感じずにすむ人生などあり得ないでしょう．局面，局面で悩み，考え抜くことを通して精神が鍛えられ，人間として成長することができます．悩むべきときは悩んで，いい解決策が見つからないときは，きっぱり悩むのをやめたらいいのです．患者さんにも，このあたりのことを説明し，それまでの生活を見直すようにアドバイスすることが大切です．そこから先は患者さんの感性や価値観で決めていけばいいことです．

　大切なことはストレスはゼロにしなくてもいいということです．患者さんが「このストレスで病気になった」と気づくだけでも，心の緊張がおさまり交感神経の過度な働きにブレーキをかけることができます．

　ガンにかかった人は，「よりによって，なぜ私がガンにならなきゃいけないんだ……」という理不尽さにたいする怒りや不安を持っています．従来言われてきた発ガン要因——タバコ，ウイルス，化学物質，紫外線，もろもろの発ガン物質，生活習慣，遺伝的な要素を思い浮かべ，自分に当てはめてみ

ても，あまりに漠然としていて疑問は晴れません．そのまま「どうして私だけが」というやりきれなさを抱えていると，さらに交感神経緊張状態に拍車がかかり，治るものも治らなくなってしまうのです．

　患者さんにストレスでガンになったことを理解してもらうと，状況は変わります．それまでの辛さ，苦しさに気づくことで，病気と正面から向き合えるようになり生活を見直していくことができるのです．「治るきっかけは気づきにある」という観点に立つなら，治療家が患者さんからストレスを聞き出し自覚を促すことは，治療の手技以上に重要なことと言えましょう．

　そしてもう一つ大切なのは，患者さんを励ますことです．ガンの患者さんの中には，告知によって絶望したり，うつ状態になったりする人が少なくありません．このような精神状態では代謝制御がはたらき，マクロファージが機能しなくなって病気の治癒を妨げます．「生活を見直してみましょう．体調が良くなってきますから」「食欲が出てきたらこっちのものですよ．もうちょっと頑張ってみましょう」など，患者さんの状況に応じて，希望が持てるように励ましてください．

薬で病気は作られる

　「ストレスは気づくだけでもいい」と私は言いましたが，中には積極的に取り除かなくてはならないストレスもあります．それは"薬"というストレスです．

　一般薬として使用頻度の高い痛み止め，治療薬として用いられるステロイド剤，免疫抑制剤，抗ガン剤，降圧剤，利尿剤など，現代薬のほとんどは交感神経刺激薬です．そもそも病気になったのは交感神経緊張状態が続いたことにあります．薬を使えば交感神経の緊張を上乗せして病気が治らないばか

りか，さらなる健康被害を生むことになります．以下では痛み止めとステロイド剤を例に，薬が体にもたらす影響について説明しましょう．

　消炎鎮痛剤はあらゆる痛みに用いられており，内服，外用，湿布，座薬とさまざまな種類があります．代表的な成分は，アスピリン，インドメタシン，ケトプロフェンです．これらは体内でプロスタグランジンという物質の産生を抑える働きがあります．

　プロスタグランジンは，①知覚神経を過敏にして痛みを起こさせる働き，②血管を拡げる働き，③発熱を促す働きがあります．プロスタグランジンの産生が抑えられると，知覚神経が麻痺して痛みがやわらぎ，発熱している場合は熱が下がります．

　痛みも熱も患者さんにとっては辛い症状なので，これを解消する消炎鎮痛剤は欠かせないという人は少なくありません．しかし，症状が出るたびに薬に頼っていると次のような問題が生じます．

　プロスタグランジンは交感神経の働きを抑制する作用もあり，産生量が減ると，交感神経の緊張に歯止めがかからなくなり，顆粒球が増えて組織破壊が進行します．またプロスタグランジンは血管を拡張する働きもあるので，産生量が減ることで血流が悪くなります．痛みの大もとの原因は血管収縮による血流障害です．プロスタグランジンの産生を抑えると，血流障害が改善されず薬が切れるとさらに痛みが増すという悪循環に陥ります．

　消炎鎮痛剤による顆粒球増多を示す実験を紹介しましょう（図2-11）．

　マウスにインドメタシン0.1 mgを6日間続けて経口投与し，7日目に観察したところ，肝臓，脾臓，末梢血で顆粒球の顕著な増加が認められました．消炎鎮痛剤を投与したことによって，激しい交感神経緊張状態になり，その刺激を受けとめて顆粒球が増多しているのです．

　この実験で注目すべきは，消炎鎮痛剤はプロスタグランジンの産生量を抑えるだけでなく，アドレナリン，ノルアドレナリン，ドーパミンなどを積極的に増やす作用があるということです．いずれも交感神経の活動にかかわる

A

肝臓　脾臓　PBL

コントロール

インドメタシン

Gr-1 / Mac-1

B

×10³pg/ml

アドレナリン　ノルアドレナリン　ドーパミン

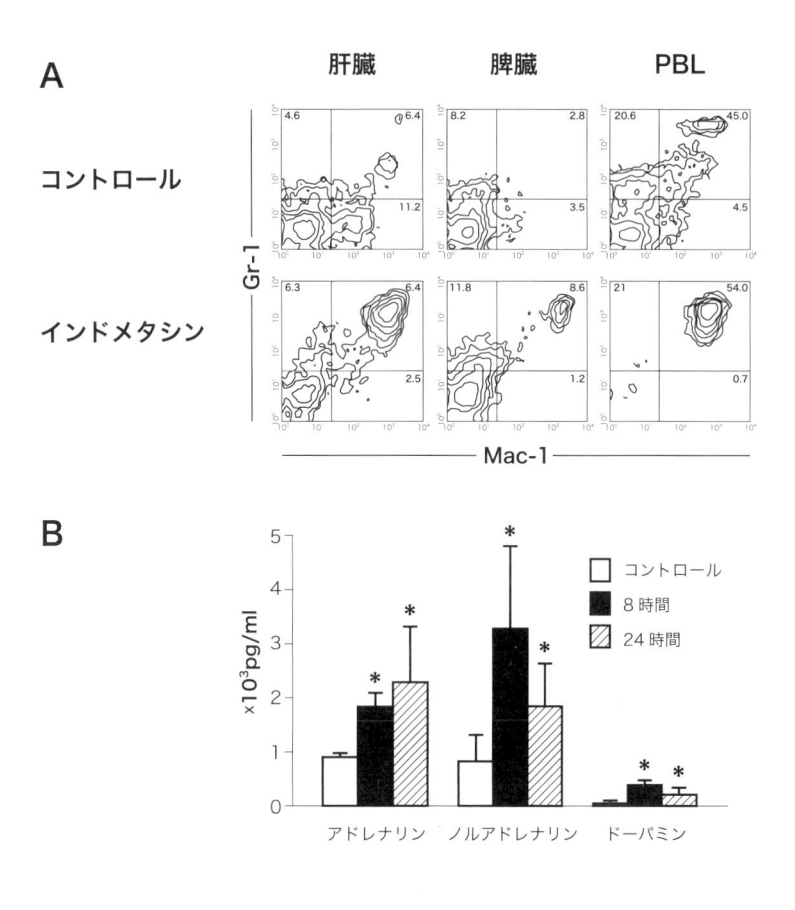

□ コントロール
■ 8時間
▨ 24時間

図 2-11　消炎鎮痛剤による顆粒球増多

神経伝達物質ですから，産生量が増えるということは交感神経の緊張にブレーキがかからないということです．

　消炎鎮痛剤は，内服や湿布剤，外用薬のいずれであっても，全身性の顆粒球増多をまねきます．「痛み止めを飲んだら，胃をやられた」という話は日

常的に聞きますが，このとき他の粘膜も破壊されていると考えていいのです．全身を破壊する薬が，消炎鎮痛剤だと思ってください．

　難病指定をうけている潰瘍性大腸炎やクローン病にも，下痢や腹痛を抑える目的で消炎鎮痛剤（アミノサリチル酸：商品名「ペンタサ」「サラゾピリン」）が用いられますが，これを使い続けるのは危険極まりないのです．いずれの薬も交感神経を緊張させて，治癒に必要なプロスタグランジンの産生を抑制します．顆粒球も増え活性酸素による組織破壊が拡大するため，病気はさらに増悪します．顆粒球による組織破壊で発症する病気に，さらに顆粒球を増やしているのですから難治化するのは当然です．

　痛みをとる薬物の中で，究極の交感神経緊張薬は麻薬です．麻薬は神経と神経の情報伝達にかかわる物質で，神経末梢から分泌されるアセチルコリンを抑制し，知覚を鈍麻させて痛みを抑えこみます．今，「やさしい終末治療」などと言われて，ガンの疼痛緩和に麻薬を使うことがスタンダードになりました．しかし麻薬を使えば交感神経は極限まで緊張し，顆粒球は膨大な数に増えます．免疫系を無視した医療を，"やさしい"などと言えるのでしょうか．

慢性病にステロイド剤を使ってはいけないわけ

　もう一つ積極的な離脱が必要なのが，ステロイド剤です．

　ステロイド剤には，活性酸素を処理して，組織の破壊を食い止める強力な抗炎症作用があり，火傷や大きな外傷を負ったときなど，救急救命に必要とするケースはあります．しかし，慢性病に連用するのはいけません．ステロイド剤の常用は病気を難治化させるだけでなく，さまざまな副作用をもたらします．

　ステロイドの組成は体内にあるコレステロールと同じです．正常なコレス

テロールは，ホルモンや細胞の膜を作る材料として体に欠かせない脂質ですが，増えすぎると血管の内側に付着し，たまったコレステロールが酸化して血管を破壊し動脈硬化が発症します．

　ステロイド剤もコレステロールと同じメカニズムで組織を障害します．使い始めは余分なステロイドが体内にたまっていないので，抗炎症作用だけが発揮されアトピーも劇的に良くなります．しかし，そのまま長期に使い続けていると，ステロイドは体内にたまって酸化コレステロールに変化します．その結果，体内の酸化が進み交感神経が刺激されて，さらに交感神経が強く緊張するようになり，顆粒球が増え組織破壊も進行します．皮膚の炎症は悪化し，薬の量を増やさないと症状を抑えられなくなります．

　脱ステロイドには苦しいリバウンドが伴うため，患者さんは心身ともに辛い思いをします．治療にあたる側は，患者さんをサポートしリバウンドを乗り越えられるように励まし続けることが必要です．脱ステロイドの実践は，第3章を参考にしてください．

　現在，ステロイド剤はアトピー性皮膚炎やぜんそくなどのアレルギー疾患の他にも，潰瘍性大腸炎，膠原病，クローン病など，さまざまな病気に用いられています．この中で膠原病は長期に薬を使用し，副作用に悩まされるようになってから来る患者さんが少なくありません．使用期間が長いケースでは薬をゼロにするのは難しいので，慎重に減薬する方法をとるほうがいいでしょう．

現代薬の常用は複数の合併症をもたらす

　消炎鎮痛剤やステロイド剤を常用している人は，さまざまな症状を合併していることが珍しくありません．たとえば腰痛が主訴でも，不眠症や便秘症，

冷えを伴っているという例は多数観察されています．消炎鎮痛剤やステロイド剤に限らず，現代薬の多くは複数の合併症状をもたらします．

　腎臓の治療に誰もが疑いを持たずに使用している利尿剤も，病気を悪化させる元凶です．人工透析患者さんは年間1万人ほど増え続け，治療を受けています．患者さんたちは尿が出なくなるために，利尿剤のラシックスを飲みます．しかし，利尿剤は体から水分を搾り取る脱水作用があります．体から水分が抜けてしまうと，全身で循環障害が起こり，腎臓では血液の濾過や尿の産生がさらにできなくなり腎不全発症のリスクがより高くなります．

　また利尿剤は交感神経の緊張をもたらし顆粒球増多で腎臓を破壊するので，病気の悪化に拍車がかかります．腎臓の病気は音もなくやってきて，治療をはじめると一気に悪くなると言われていますが，悪化の引き金を引いているのは利尿剤です（図2-12）．このことに病院関係者は思い至っていません．

　現代薬の多くは次のような流れで，新たな病気を作っていきます．

・血管収縮による血流障害→手足の冷え，頭痛や腰痛など体のどこかが痛い，血圧の上昇，子宮内膜症，子宮筋腫，卵巣嚢腫
・顆粒球による組織破壊→胃潰瘍，胃炎，糖尿病（ランゲルハンス島の組織破壊），痔，歯槽膿漏，白内障，ガン
・分泌，排泄能の低下→便秘，排尿障害，消化不良，口乾感
・興奮状態の持続→イライラ感，気分が不安定，不眠

第 2 章　病気を治す免疫のしくみ

利尿剤の害

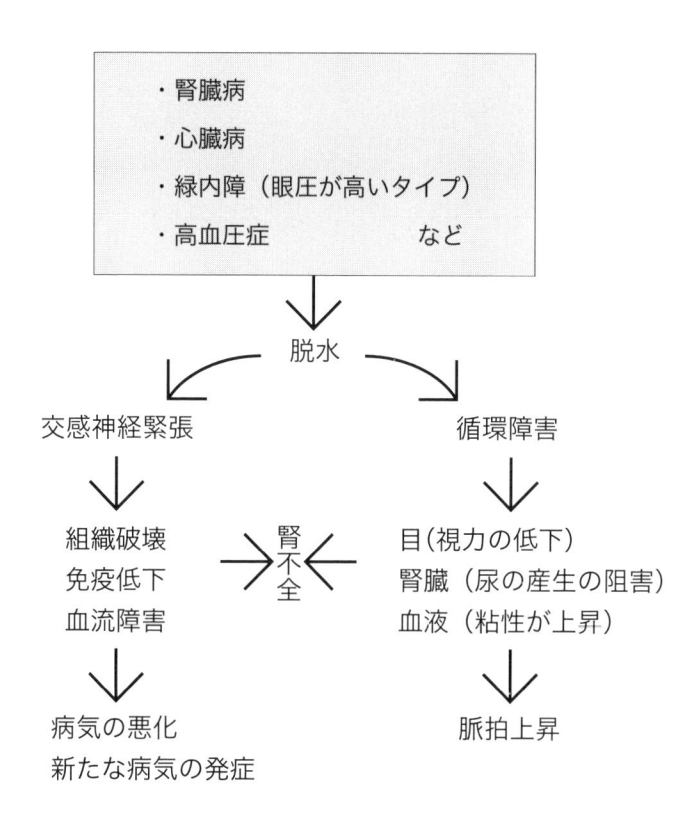

```
┌─────────────────────────┐
│ ・腎臓病                  │
│ ・心臓病                  │
│ ・緑内障（眼圧が高いタイプ）  │
│ ・高血圧症　　　　　など    │
└─────────────────────────┘
            ↓
          脱水
       ↙      ↘
  交感神経緊張      循環障害
      ↓              ↓
   組織破壊  →腎←   目（視力の低下）
   免疫低下   不     腎臓（尿の産生の阻害）
   血流障害   全     血液（粘性が上昇）
      ↓              ↓
   病気の悪化        脈拍上昇
   新たな病気の発症
```

図 2-12　利尿剤の害

不快な症状は治癒反応．抑えこまずに促すことが大切

　患者さんが薬に頼るのは，次のような理由があるからです．
　①痛みやかゆみ，熱など辛い症状から逃れたい．
　②症状は悪いもの，病気が悪化しているサインととらえている．
　結論から言えば，体に現れるさまざまな不快症状は，悪者ではなく体が病気から解放されたいがために起こしている「治癒反応」であり，この反応を通り過ぎた先に治癒があります．
　患者さんが痛みや熱，かゆみなどで苦しんでいるときも，治療する側が症状の意味を理解していれば，慌てずに患者さんをサポートすることができます．また，辛い症状は治るためのステップであることを説明すれば，患者さんも不安がなくなり，前向きに養生に取り組めるようになります．
　治癒反応が起こるしくみを説明しましょう．
　ほとんどの病気は，次のように交感神経緊張状態によって生じます．

交感神経の緊張が持続　→顆粒球が増加　　　　→活性酸素の大量発生→　　　組織破壊①
　　　　　　　　　　→アドレナリンの過剰な作用→血管収縮　　→　　　血流障害②
　　　　　　　　　　→副交感神経が抑制される→リンパ球の減少　→　　免疫力の低下③
　　　　　　　　　　　　　　　　　　　　　　　　　　　　　→分泌・排泄能の低下④

　病気を治すには，副交感神経が優位になってこの逆の流れをたどることになります．血流障害や組織破壊を解消するには，血管を拡張し，血流を促して組織の修復にあたります．この修復作業で動員されるのが，消炎鎮痛剤の項でふれたプロスタグランジンです．プロスタグランジンには①血管を拡張して血流量を増やす，②痛みを起こす，③発熱させるという働きがあります．

第2章　病気を治す免疫のしくみ

そこでプロスタグランジンが血流を増やして組織を修復する過程で，痛みや熱，患部の腫れなど不快症状が現れるわけです（図2-13）．

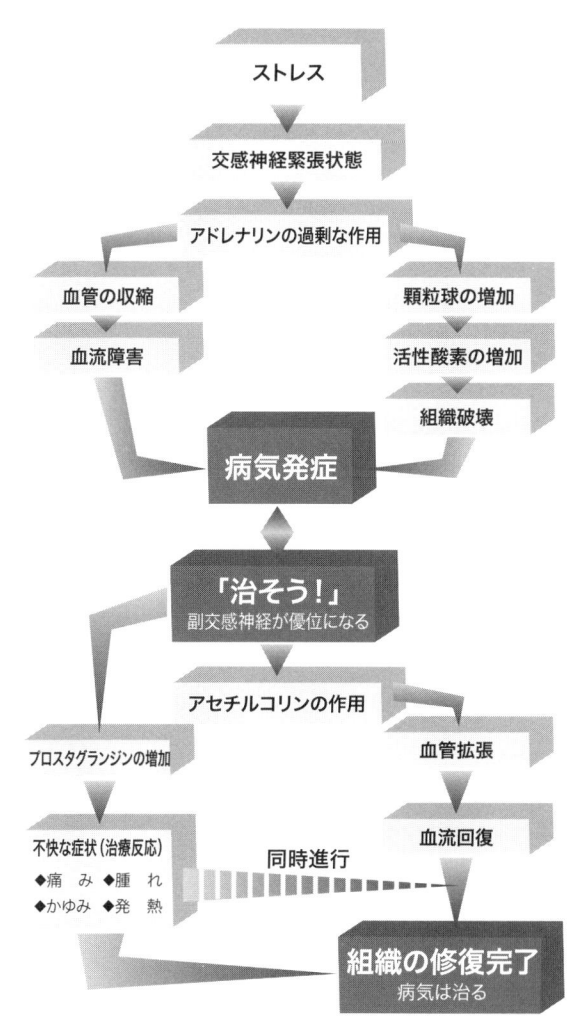

図2-13　治癒反応のメカニズム

発熱もまた，病気から脱却する反応です．かぜの発熱がいい例です．ウイルスにたいしてリンパ球の攻撃力が最大に発揮されるのは，体温が37〜38℃に保たれているときです．そのため，体内ではプロスタグランジンをはじめとする発熱物質を産生して熱を上昇させ，ウイルスへの破壊力を増強します．かぜの引きはじめに感じる悪寒は，熱を少しでも早く上げるために生じる反応です．リンパ球は3〜4日ほどでウイルスとの闘いを終え，リンパ球が優勢になると熱を上げる必要もなくなり平熱に戻ります．

　リンパ球を活性化するには熱の助けが必要です．解熱剤で熱を下げてしまうと，リンパ球の力が発揮できず回復が遅れるので，できるだけ解熱剤は使わないほうがいいのです．インフルエンザ脳症の場合，十分に水分をとって休養し，解熱剤は使わないようにしましょう．

　かゆみもまた，辛い症状の一つです．アトピー性皮膚炎の患者さんからよく聞くのは，「ひどいときは骨までかゆい」という話です．あまりのかゆさに眠れない，集中力が落ちる，やる気が起こらないなど，かゆみで生活に支障をきたすこともあります．

　この辛い症状は，体内に停滞している抗原を流し去ろうとする治癒反応です．たとえばダニのフンが抗原で体内に侵入してきた場合，リンパ球は抗体を作って無毒化します．この抗体抗原反応が起こる際に，ヒスタミンやロイコトリエンなど炎症物質が放出され，皮膚が赤く腫れたりかゆみが生じたりします．これは血流を増やし，異物を洗い流すために起こる反応です．青背の魚を食べると皮膚に湿疹が出るというのも同じ理由です．皮膚は排泄器官の一つですから，体が受け付けないものを皮膚という排泄器官が捨てているのです．

　ステロイド剤はかゆみを抑えます．しかし，連用すると交感神経の緊張によって血流障害が起こり，体が出したがっているものを血液に乗せて出せなくなり，薬が切れるとかゆみは再発します．アトピー性皮膚炎を根治するためには，ステロイド剤はやめ副交感神経を優位にして血流を促すことが大切

です．第6章の患者さんの体験談は，脱ステロイドをしたいと考えている患者さん，治療者側にもたいへん参考になると思います．

免疫力を高めて治癒を促す自律神経免疫療法

　病気の成り立ちがわかれば，治す方法もおのずと見えてきます．病気の約8割を占めるのは，ストレスによる交感神経の過緊張です．患者さんには，働き過ぎを改める，悩み過ぎないようにするなどストレスから逃れる工夫や，ストレスを自覚することなどをアドバイスしましょう．

　薬を使わないようにアドバイスすることは，治療と同じと考えてください．ステロイド剤や抗ガン剤，免疫抑制剤を常用していれば，薬の作用のほうがはるかに強く，どんなに優れた療法であっても効果は発揮できません．痛みやかゆみがひどくて生活ができないという患者さんには，「絶対使ってはだめ」と言わずに，症状の2～3割を減らすくらいの気持ちで使うように説明するといいでしょう．

　副交感神経が過度に優位になって発症する残り2割の病気にたいしては，楽をし過ぎないように生活改善のアドバイスをします．体を適度に動かして血流を促すことや，気持ちにメリハリをもって生活すること，過食をやめることなど普段の生活を変えることで，自律神経のバランスが回復していきます（参照・第5章）．

　生活を見直し，薬をやめる．ここから治癒の流れに入るわけですが，自律神経のバランスが大きく乱れている人には，バランスを回復する治療も必要になります．代替療法は自律神経の調整作用に優れており，交感神経緊張状態にあれば副交感神経を優位にし，副交感神経が過度に優位になっている場合は交感神経を優位にしてバランスを整えます．

代替療法には気功，鍼治療，漢方，食事療法，植物療法など，さまざまな療法が含まれます．福田稔医師が考案した自律神経免疫療法は鍼治療の一つです．初期には注射針を用いて治療点を刺激していましたが，その後，レーザ，電子針を経て現在は磁気針を使用しています．この療法を導入している医師，歯科医師，鍼灸師は増えつつあり，ガン，パーキンソン病，潰瘍性大腸炎，クローン病，慢性疲労症候群など難病から，糖尿病や高血圧症，アトピー性皮膚炎などの慢性病まで治療成果をあげています．

副交感神経を効果的に刺激し，回復反応を促す

　自律神経免疫療法が病気治療に力を発揮できる理由は，「いやなもの反射」を誘導するからです．いやなもの反射とは，いやなものや不快なものを跳ね返そうとするしくみで，副交感神経がつかさどっています．いやなものには寒冷刺激や花粉，腐敗物などの他に，精神的なショックも含まれます．上司から理不尽に叱責され，人知れず悔し涙を流したら気が晴れたというのも，まさにいやなもの反射のあらわれです．この反射が起こることで，生体は苦痛から逃れ生命を守っています．

　代替療法の多くは，このいやなもの反射を誘導する働きがあります．たとえば漢方薬には，独特の苦味やえぐみがあります．口の中に苦味が入ってくると，体は「まずい．吐き出したい」といやなもの反射を起こし，唾液を分泌したり，尿の出をよくしたりします．漢方がさまざまな病気に効果をあらわすのは，このように副交感神経の働きを引き出し自律神経のバランスが整えられるからです．

　自律神経免疫療法では磁気針で治療点を刺激する際に，チクッという痛みがあり，この痛み刺激を排泄しようとして副交感神経が優位になります．実

際，治療がはじまると患者さんは，「体がぽかぽか温かくなってきた」「トイレに行きたくなった」「お腹がごろごろしてきた」といいます．いずれも，副交感神経が優位になって現れる反応です．このとき交感神経の緊張も抑えられ，血流も良くなっています．治療を重ねていくことで自律神経のバランスも良くなり，病気は治癒に向かいます．東洋医学の鍼治療も同様の作用がありますが，自律神経免疫療法のほうが鍼治療より，副交感神経を刺激する作用は強いようです．

　治療中は自律神経の揺れが激しくなり，治癒反応も促されるので，痛みや腫れなどが増悪したり，発熱やほてり，全身倦怠など不快な症状が次々に現れることがあります．排泄能が亢進するためステロイド剤を長期に使っていた場合は，体内にたまった薬を排泄しようとして湿疹がひどくなったり，皮膚の落屑が激しくなるという過程を通過します．不快な症状は病気の悪化ではなく，治るためのステップ――好転反応であることを，治療家が患者さんによく説明すれば，患者さんも不安を持たずに症状と向き合うことができるでしょう．

治療に迷ったら

リンパ球比率がなかなか上がらないときは

　最後に，治療家のみなさんからしばしば受ける相談について，この場をかりてお答えしたいと思います．よく受ける相談の一つが，「なかなかリンパ球比率が上がってこない」というものです．これはガンの患者さんでよく起こることです．抗ガン剤や放射線，大手術をした場合，交感神経の緊張が強いため，いくらいい治療をしてもリンパ球の比率が上がらず，数も期待通りに増えません．

この場合，徹底して体を温め体温を上げる必要があります．体を温めはじめると血行は良くなりますが，好転反応として最初のうちはリンパ球比率は下がります．今まで抑えられた循環が良くなって，休んでいた生命力が動きだすので，体に強いストレスがかかって交感神経緊張になるからです．好転反応が出ているときは次々に不快な症状が現れ，「何が起こっているかわからない……」と患者さんが混乱するほど，ひどく具合が悪くなります．
　アトピー性皮膚炎，潰瘍性大腸炎，クローン病でも全部同じです．また，薬を止めたときにも起こります．
　大病した人たちは，一度減ったリンパ球がもう何度か減る時期を経て，体に負担がなくなり自分の力で体を支え切れるようになると，リンパ球が増えはじめます．患者さんのリンパ球が増えなくても，「いい治療をしたら，いったんリンパ球は減る」という感覚を持っていれば，落ち着いて治療に当たれるのではないでしょうか．
　リンパ球の数が多いにもかかわらず，病状が好転しないという場合，リンパ球が力を発揮できていないということです．マクロファージの項（p.41）を参照して，体を温める，食事制限をするといったアドバイスが必要となるでしょう．

治癒率が下がっていくときは

　もう一つよく相談されるのは，「治癒率が下がっていく」という悩みです．リンパ球比率が上がらず，ちっとも良くならない患者さんが増えてくると不安になって，「この理論で病気は治せないのではないでしょうか？」「この理論は不完全なのではないでしょうか？」と言う人がいます．
　こうした疑問に私は，「そう言われても，はじめから顆粒球にアドレナリンレセプターが，リンパ球にアセチルコリンレセプターがあるんだから，しょうがないじゃない」と，答えるほかありません．自律神経と白血球の法則，ここから導き出された「福田—安保理論」は机上で作られたものではないの

です．リンパ球比率がどう下がろうと上がろうと，生命体が持っている不可思議さの中で生じていることです．このことを察知できずに迷っているのは，生命力を信じていないということであり，治しているのは患者さん自身だということを忘れているのではないでしょうか．

　治癒率が下がっていたら，原点にもどって患者さんのデータから真理を学んでください．健康な人たちはリンパ球が十分にあるのですから，病気の人がさらにリンパ球比率が下がったら，「体の中で何が起こっているんだろう？」と立ち止まって考えることです．無理をすれば交感神経が緊張し，楽をすれば副交感神経が優位になって白血球も変動する．基本は全てわかっているのですから，あとは患者さんの複雑な生き様が，病態にどう反映されているか，体がどういう反応を起こしたかを読み取ればいいのです．

　目の前のデータを適確に読めないと，現代医学の分析の世界に引き戻され検査項目を増やして分析に走ったり，治療手技へのこだわりが強くなります．しかし，100や200の検査項目で，生命体の謎は解けません．検査項目を増やし，「ここが今ひとつ」「まだこれが異常です」と患者さんに伝えることは，治療になんら利益をもたらしません．

　病気が治らないときは，「ちゃんと体にいいことやっていますか？」と患者さんに声をかけてあげましょう．食事や軽い体操，入浴で体を温めることなどを，患者さんがちゃんとやっているかどうかで，経過はまったく違ってきます．日々の生活の中では，治療が占める割合は1〜2割くらいのパーセンテージにすぎません．患者さんの生活から治らない理由を把握し，患者さんがやるべきことをしっかりやるように励ますことです．

　患者さんが心おだやかに治療に向き合うためにも，「白血球の分画」検査は，頻繁に行う必要はありません．リンパ球比率が上がったり下がったりするたびに患者さんを一喜一憂させることは，体にとってマイナスになります．検査は月に1回では多く，3カ月に1回くらいで十分でしょう．

　治療効果が上がらないときは，治療に対する自分自身の姿勢を振り返る必

要もあります．病気がよくならないことにいらだつと，それは表情や態度，口調を通して患者さんに伝わります．イライラしている治療家を前にすれば，患者さんは怯え，不安になります．私たちの研究では，絶望感が強くなるほどリンパ球の免疫反応を誘導するマクロファージの機能が低下することがわかっています．余命を告知するとガンが悪化するのも，絶望が免疫の働きを落としてしまうからです．

　治療家も人間ですから，患者さんが立て続けに悪くなったり，亡くなったりすれば，がっくりきて自信を失います．しかし，治療家であれば辛い状況の中にあっても自分を支え，患者さんにはつねに微笑んで接する存在でありたいものです．治療家自身が人格を高め，言葉や態度で希望や勇気を与えられる豊かな人間性を養うことで，はじめて患者さんの共感を得られ，このことが患者さんの治癒力を高めることにつながります．

　人はそれぞれの個性と社会のひずみで病気になっています．無理をするのも，悩むのも考え方の偏りがあるためです．心の病気も，体の病気も，その人の偏った思い込みから出たひずみがもたらしたものです．そうした患者さんのひずみを聞き出し，無理をしてきたその人のがんばりを，治す力にかえられるように励ますことが治療家の役割です．どんなにすぐれた治療法であっても，それは血行を良くするお手伝いと考えるくらいでちょうどいいのかもしれません．「私が治しているのではなく，あなたの治癒力が治しているんですよ」．患者さんにそんな一言を軽やかにかけられるならば，さらに先へ進むことができるのではないでしょうか．

第3章

自律神経免疫療法
治療の実際

気と血液を流し自然治癒力を高める

　自律神経免疫療法は，病気の原因である自律神経の乱れを改善し，白血球のバランスを整え免疫力を高めて病気の治癒を促す療法です．具体的には，手足の爪の生えぎわにある井穴と，頭部から足底に至る治療点（圧痛点）を探し，磁気針や注射針で刺激します（写真3-1，図3-1）．

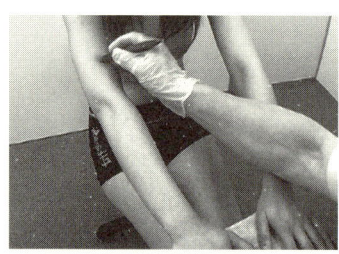

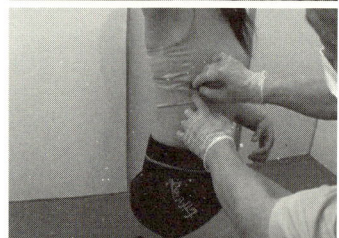

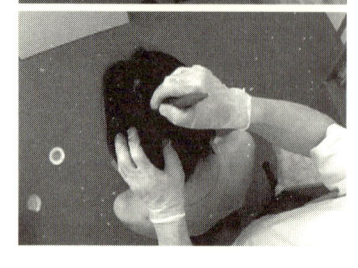

写真3-1　磁気針による治療の実際．頭部，体幹部，腕を刺激しているところ

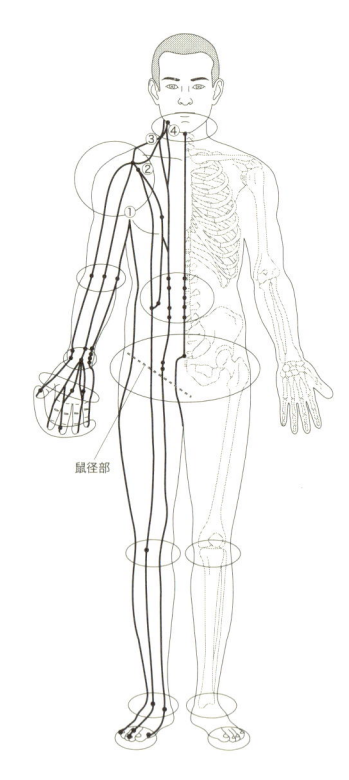

図3-1　治療点（圧痛点）及び治療ライン

東洋医学では，井穴は気（一種の生命エネルギー）の流れ（経絡）が始まると考えられていますが，ここは同時に自律神経を調整する基本ポイントでもあります．交感神経緊張状態にある場合は，交感神経の働きを抑えて副交感神経を優位にし，副交感神経が過度に優位の場合は，交感神経を適度に刺激し，自律神経のバランスを整えます（写真3-2，図3-2）．

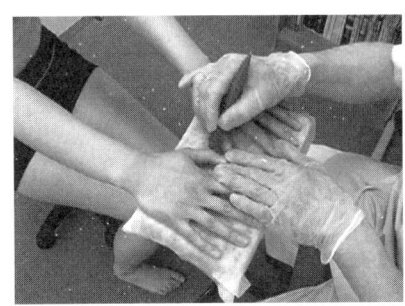

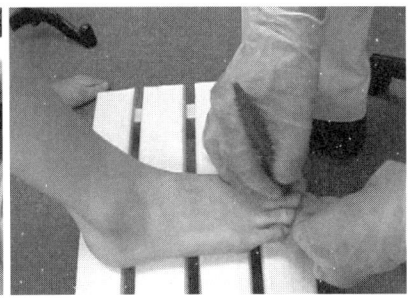

写真3-2　手足の井穴を刺激しているところ

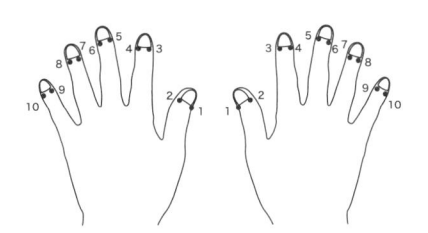

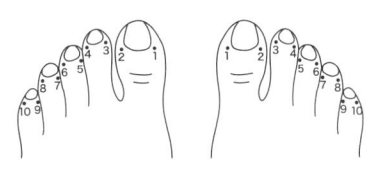

図3-2　手足の井穴の図

井穴とともに私が重きを置いているのは，頭部への刺激です．

これまでの臨床経験から，患者さんの血流障害はもれなく頭部のうっ血，下肢の虚血パターン（冷え）を示していることがわかっています．全身の血流を回復させるために，さまざまな試行錯誤を重ねたところ，浮上してきた治療点がつむじでした（参照・第1章）．

頭部に留滞している気と血液の詰まりを解消するうえで，つむじはもっとも効果的な治療点です．つむじを起点として放射状にこめかみ，耳の後ろなどを通って頸部や前胸部，背部，腹部，腰部，鼠径部，下肢に至る何本かの線上に治療点を探し出し，刺激を加えることで，頭部のうっ血はすみやかに解消され，全身の血液循環も良好になります．

　血液循環が良くなると，その刺激で副交感神経のネットーワークが活発に働くようになり，交感神経の過緊張が解かれます．血流障害の解消が自律神経の働きを正常化することに直接つながります．

白血球のバランスを調べながら治療を進める

　自律神経免疫療法の大きな特徴は定期的に血液検査を行い，白血球の分画（顆粒球とリンパ球の比率）を調べながら治療を続けていくことです．血液データをとることは，次のような利点があります．

1．治療の見通しが立てやすい

　自律神経がバランスよく働いているとき，血液 1 mm^3 当たり 5000 〜 8000 個の白血球が含まれ，顆粒球とリンパ球の比率は，顆粒球 54 〜 60％：リンパ球 35 〜 41％です．この比率が保たれていれば免疫力も十分で，病気を自分の力で治すことができます．ほとんどの病気は交感神経緊張で発症しており，顆粒球が多く，リンパ球が少ないというパターンになっているので，リンパ球を 35 〜 41％におさめることが目標になります．

　白血球のバランスが整うまでは，症状が好転しなかったり，体調が今ひとつということがあります．患者さんにはこの点を説明し，「今，具合が悪いのは，まだまだ顆粒球が多いからですね．もう少しリンパ球が増えてくると

良くなってきますよ」,「白血球のバランスが整うと,冷えがなくなりますよ」など,治療の見通しを伝えることができます.

2. 治療効果を確認しながら治療ができ,適確に病態把握ができる

リンパ球の実数も治療効果を推し量る際に有力な指標となります.白血球の比率が改善され,次のようにリンパ球の実数が増えるにつれ症状も改善していきます.

- 病気を治すために必要なリンパ球数は 1800〜2000 /mm³ 以上.2000 /mm³ を超えると,病状は目に見えて改善するか治癒します.
- 1800 /mm³ 程度を維持できると,病状は好転し,ガンの場合は共存が可能になります.
- 1800 /mm³ 以下では,病状は安定せず,良いときもあれば悪いときもあるという状態です(表 3-1).

表 3-1 病気を治すためのリンパ球数

2000 個/mm³ 以上	1800 個/mm³ 程度	1800 個/mm³ 以下
病状が目に見えて改善	病状が好転、ガンの場合は共存	病状は安定せず

白血球データからどのような情報が読み取れるか,一例として現在,治療中の関節リウマチ(50歳・男性)の白血球データを紹介します.

この方は 10 年ほど前にリウマチを発症し,現代医学的な治療を 5 年,漢方治療を 5 年ほど続けてこられましたが,手指の関節の腫れは進み,歩行が困難になるほど足関節の腫れ,痛みが増悪したため自律神経免疫療法を希望し来院されました.

初診時はほとんど体を動かすことができず,長年使用したステロイド剤の影響で全身が真っ黒にくすみ,体は冷え切っており,筋肉がこわばって体が

非常に硬くなっていました．治療を開始して1年半弱経った現在，患者さんはスタスタと歩き，リウマチと言われてもわからないほど関節の腫れなどは解消しています．足の痛みや体の冷えはまだ残っているので，今しばらく治療が必要な状態です．

この方の血液データから，次のような指摘ができます（表3-2）．

表3-2 関節リウマチ　50歳男性

検査日	白血球数	顆粒球（%）	リンパ球（%）	リンパ球数
H18. 4. 21	3200	60	25.3	810
H18. 6. 23	3900	70	18.3	714
H18. 9. 1	4200	59	28.4	1193
H18.10. 9	3900	49	33.4	1303
H18.12. 28	6000	64	24	1440
H19. 2. 9	5200	51	36	1872

❖ 初回 H18.4.21 のデータ
・白血球のバランスはリンパ球が目立って少ない→明らかな交感神経緊張パターンである．
・リンパ球数が800／mm^{3}しかない→免疫がかなり低下している．
・白血球数が少ない→全身の代謝が低下しエネルギー量が減った状態．気が足りなくなっている状態ともいえる．

❖ H18.6.23 のデータ
・初回のデータより更に顆粒球が増え，リンパ球が減っている→治療によるリバウンド（瞑眩）によるもの．
・白血球数が増えているのは，顆粒球の増加によるもの．
・依然として強い交感神経緊張パターンである．

多くの場合，治療をはじめるといったん顆粒球が増え，リンパ球が減ります．この時，具合も非常に悪くなり，この患者さんも痛みが増悪しました．これは治癒の過程で生じる瞑眩反応なので，慌てることはありません．

❖H18.9.1 のデータ
・白血球のバランスがやや改善してきた→自律神経のバランスが回復しつつある．
・リンパ球数が 1000 台に乗った→免疫の状態もやや回復しつつある．
・白血球数は前回同様，やや増加．今回は顆粒球が減り，リンパ球が増えたことによる増加．
・血液像の変化から，交感神経の緊張が抑えられ，副交感神経の働きが回復しつつあることを示している．

❖H18.10.9 のデータ
・白血球のバランスから交感神経の緊張が抑えられ，副交感神経優位を示している．
・リンパ球数が着実に増加しており，治癒力が高まりつつあることを示している．
　患者さんの病状も徐々に落ち着いて，痛みもやわらいでいます．

❖H18.12.28 のデータ
・白血球数が増え，体力が回復しつつある．
・リンパ球の比率は落ちたが，リンパ球数は増えていることから，依然として回復傾向と思われる．

❖H19.2.9 のデータ
・白血球のバランスはほぼ正常な範囲におさまっている→自律神経のバランスも回復している．
・リンパ球数が 1800 台に乗り，免疫が高くなっていることを示している．
　リンパ球が増えていくにしたがって病状も好転していきました．痛みはほぼ消え，手足の腫れも引いています．症状が軽減され，ご本人はとても明るくなりました．
　患者さんに生活の見直しをきちんと行っていただきながら，治療を続けていくと，この例のように交感神経の緊張が抑えられ，副交感神経がバランス

良く働くようになり，免疫も高まり病気は治癒に向かいます．
　以上のように白血球のデータを追うことで，病態把握も適確になり，治療効果も随時チェックすることができます．白血球の推移は患者さんによってさまざまです．いろいろなケースを後の症例報告でご紹介します．

3. 患者さんが生活を改善しやすくなる

　血液データを説明することは，患者さんにとってもメリットがあります．白血球の比率を知ることで，患者さん自身が自律神経のバランスや免疫力の状態を把握することができ，病気を治すための生活改善を行いやすくなります．

　リンパ球がなかなか増えてこない場合，「最近，仕事量は増えていませんか？」「睡眠はとっていますか」「なにかストレスをためていませんか」と，患者さんに声をかけてください．治療家からこのように具体的に聞かれると，患者さんも生活を点検でき，「薄着をしすぎていたかな？　もっと体を温めよう」「睡眠時間を増やそう」など行動に結びつけやすくなります．

　逆にリンパ球が多い場合は，副交感神経の過度な働きを抑えて，リンパ球を正常な比率にする必要があります．患者さんにはこの点を説明し，交感神経を適度に刺激する軽い運動や，食事量を腹八分目にするなどの生活指導を行います．患者さんと治療家が血液データを共有すると，治療の方向性が定まりやすく治療を円滑に進めることができます．

4. 血液検査の実施方法

　白血球の分画を調べるにあたっては，患者さんが通っている医療機関での血液検査で，白血球像（白血球の分画）がわかれば問題ありません．白血球数だけで白血球像がわからない場合，その医療機関で白血球像を調べてもらうよう患者さんにお願いしてください．

　かかりつけの医療機関がない場合は，治療院の近くのクリニック（診療所）

で白血球像を調べてもらうようお願いする方法もあります．大学病院や公的な病院では難しいかもしれませんが，クリニックでは案外あっさりと引き受けてくれる例も多いようです．クリニックに血液検査をお願いした場合，原則として健康保険は適用されませんので，全額自己負担になることを患者さんにきちんと説明してください．

すでに医療機関の協力を得て，定期的に血液検査を実施している治療院もあります．治療を進めるうえで血液検査は欠かせませんが，ひんぱんに調べる必要はありません．3カ月に1度くらいでも十分です．

治療の実際

1．治療点を見つけるコツ

この療法を学びたいという医師や歯科医師，鍼灸師さんからの問い合わせで多いのは，「たとえばリウマチの患者さんなら，どこに治療点がありますか」という質問です．病気ごとの治療点というのはありませんが，次のように病気によって特徴的に血流障害が起こりやすい箇所はあり，探っていくと治療点がみつかります．

・横隔膜から上（肺，心臓，頭部）に発症する病気
　頭部，上半身に強いうっ血が見られます．リンパ球が多い副交感神経優位の人に多く見られます．
・横隔膜から下（胃〜腸，生殖器）の病気
　足が冷え，下肢に強い血流障害が起こっています．頭部にうっ血は見られますが度合いは弱く，異常なラインや黒っぽいしみは下肢に集中します．顆粒球が多い，交感神経緊張の人に多く見られます．
・白内障，緑内障など目の疾患，鼻炎など鼻の疾患，耳鳴り，難聴など耳の

疾患，心臓病

　顔面にうっ血があり，顔が赤味を帯びます．とくに耳鳴りのある人は，肩から前胸部にかけてしみが見られる例が多いようです．
・心臓病，呼吸器系の病気，乳ガン，消化器疾患

　前胸部や腹部など，体の前側に血流障害が起こりやすく，異常なラインやしみが現れます．
・アトピー性皮膚炎

　腹部から上で，体幹の前と裏，血液が流れにくい関節の裏側に血流障害が見られ，異常なラインやしみなどが現れやすくなります．
・パーキンソン病

　頭部がうっ血し，下肢に強い冷えが見られます．

　これを参考にしながら，患者さんの全身をよく診て指で押してください．血流障害を起こしているところは，ブヨブヨしていたり，くぼんでいたり，しこっていたりと，他の部位とは明らかに異なる感触が得られ，患者さんは圧痛を感じます．ここを治療点と考えてください．血流障害が起こっている箇所をたどっていくと線としてつながるので，この線上を刺激していけばいいでしょう．

　同じ病気であっても，患者さんによって治療点が異なり，同じ患者さんでも日によって治療点は違います．このように説明しますと，「再現性のない治療法だ」と思われるかもしれません．しかし，生身のことですから治療点が動くのは当然なのです．

　治療点がわからなくなったら，患者さんの全身をよく診て，指でさぐってください．他と違う感覚が触れた箇所を指で押しながら，「痛くないですか？」とたずねるのもいい方法です．患者さんとコミュニケーションをとっていれば，治療点を見失うことはありません．

　私自身はかれこれ10年以上この治療にたずさわってきましたので，患者さんの全身を眺めただけで，ある程度はどこに治療点があるのかがわかりま

す．私が実際に治療を行っているポイントを図で紹介しておきましたので，参考にしてください（図3-4，5，6）．とくに気がよどみやすいところ，血液が詰まりやすいところはマーキングしておきました．ここをしっかり目で観察しながら指でさがしてください．

　治療の指導にあたるときも，「とにかく触ってください」「体をよく診てください」「患者さんと話してください」と，先生方にくり返しお話ししています．目の前の患者さんに応じた治療点を探し，適切な治療を行うのが私たちの使命であると考えています．

2．問診のポイントは「診て，聞いて，触って，話す」

　私が敬愛する水野南北（1760〜1834）は観相見の創始者で，「黙って座ればピタリと当たる」と言われるほど，その人の人相から未来を言い当てたそうです．残念ながら私にはそうした才能はありません．そこで，私は問診で，「診て，聞いて，触って，話す」を心がけ，患者さんの病状を把握しています．すなわち，患者さんの顔貌，顔色をよく診て，具合がどのように悪いのか話をしっかり聞き，体に触れて手足の温かさを調べ，生活面でなにかストレスがないかどうか話をするのです．治療家としてはどれも当たり前のことですが，こうした観察を行うことで患者さんの自律神経のバランスがどのように乱れているか，推し量ることができます．

　私が最低限チェックしているのは，「顔色」「顔貌」「気分」「睡眠」「食欲」「便通」「体温」であり，それらの状態から患者さんが交感神経緊張にあるのか，副交感神経が過度に優位になっているのかがわかります．

　問診から得た情報を白血球のデータと重ね合わせることで，患者さんの病態をより深くより適確に把握でき，適切な治療に結びつけていくことができます．自律神経のバランスが回復すると，以上の項目にも問題がなくなり治癒が見えてきます．治療点を探す時と同様，患者さんをよく診ることが"看る"ことにつながります（表3-3）．

表 3-3　自律神経の乱れによって生じる七症

チェック項目	交感神経緊張（顆粒球が過剰）		正常	副交感神経が過度に優位（リンパ球が過剰）	
顔色	青白い 26〜34%	黒っぽい 25%以下(冷え)	肌の色（ピンク色）35〜41%	赤い 42〜49%	白い 50%以上(冷え)
顔貌	けわしい、むっつり		^	赤ら顔、カッカする	
気分	イライラ		^	無気力	
睡眠	不眠		^	過眠	
食欲	食欲不振（少食）		^	暴飲暴食（過食）	
便通	便秘		^	下痢	
体温	冷え（虚血による）		^	冷え（うっ血による）	

＊数値はリンパ球数の割合

自律神経のバランスが回復した状態

チェック項目	自律神経のバランスが回復
顔色	肌の色がピンク色、明るくみずみずしい　リンパ球 35〜41%
顔貌	表情が明るく、目に力がある
気分	活気があり、穏やかさもある
睡眠	熟睡でき、快便、快食、快眠、寝覚めが良い
食欲	食欲はあり、食事量をコントロールできる
便通	快便である
体温	冷えがない（温度の変化に対応できる）

3．治療で用いる器具

　自律神経免疫療法では注射針や磁気針で治療点を刺激しますが、現在、私は主として磁気針を用いています．その理由は次にあげる 2 点です．

・自律神経を刺激する効果が高い

　磁気は自律神経を刺激する働きにすぐれ、副交感神経を優位にして末梢の血流を促します．磁気刺激による皮膚体温の変化を調べましたが、治療前に比べ治療終了後 5 分では体温の上昇が認められています．井穴のみを刺激しても腕全体の体温が上がることから、局部的な血流促進作用ではなく、全身的な血流促進作用があることが、サーモグラフィでも確認できています（図 3-3）．

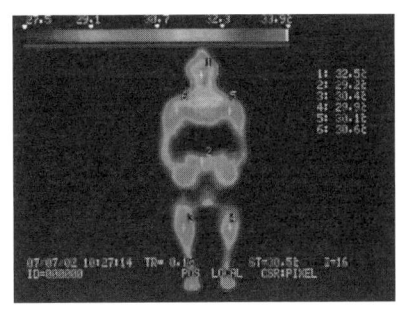

第3章　自律神経免疫療法　治療の実際

| 治療前 | 手足井穴＋つむじ押し（治療後） |
| 治療前 | 手足井穴のみ（治療後） |

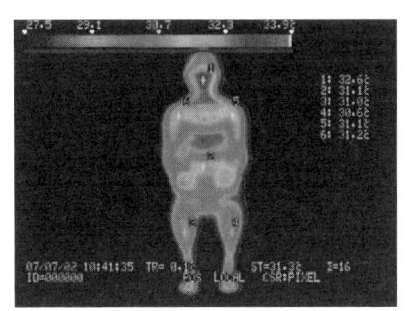

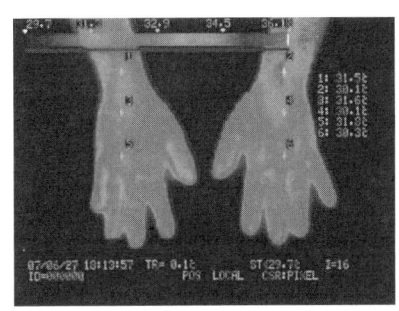

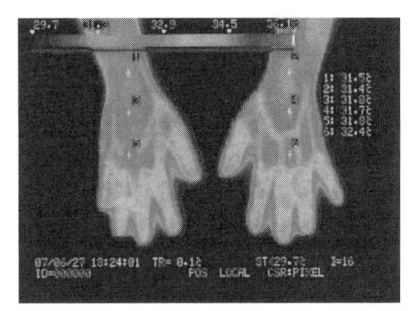

図 3-3　磁気針の効果（サーモグラフィ）　出典：ソーケンメディカル

・治療が簡便である

　注射針を使用していた頃は，わずかに出血するのでガーゼで押さえたり，出血箇所を絆創膏で止めたりするために助手が1人必要でしたが，磁気針では出血がないので，私1人で治療を行うことができ診療がすこぶる簡便になりました．医療用手袋をつけていますから，注射針で感染症の心配はありませんでしたが，出血がゼロということは，感染のリスクがさらに低くなるというメリットがあります．患者さんが自分で安全に治療できるのも大きな利点です．

磁気針はペン型で，一方の先端は平坦で，もう一方は尖っており，平坦な方が尖った方より磁力が強く作られています．平坦な方は体を幅広く刺激する際に適しており，尖った方は狭い箇所を刺激するのに適しています．どちら側を使っても良いのですが，私は気の流れ，血液の流れをより幅広く通しやすくするため，平坦な方を主に使っています．

4．刺激する順序

患者さんの多くは頭部にうっ血が見られ，下半身は冷えています．治療の眼目は頭部のうっ血を解消し，下半身に血液を流して全身の血流をうながすこと，体の上から下へと気を通すことです．

頭部のうっ血をとるというと，まず頭の治療点を刺激したくなります．実際，私も頭部を先に治療したことがあるのですが，何度行っても途中で「詰まる」という感じが起こります．これはあくまで感覚的なことであり，残念ながら理論付けはできていません．

そこで，私はこれまで行ってきた井穴・頭部刺絡の流れをくんで，まず自律神経の調整ポイントである井穴から腕を通るラインを刺激しています．このラインをしっかり刺激しておくと，後々，気の通りが非常にいいと感じられます．

その後，肩から乳頭の中心を通って体幹部，鼠径部，恥骨まで刺激しておいてから，つむじから下に向かって刺激していくと，"ずどん"という感じで頭からよどみが落ちていくのがわかります．

全体の治療の流れを次に示しました（図3-4）．この順序は厳密なものではありません．患者さんを診て，治療点をつけ加えたり，省いたりするので，順序も違うことはあります．実際に患者さんと相対して，もっとも適切と思われるやり方を工夫してください．

一般の方がDVDを見ながら実践できるように，ふだん使い慣れている体の名称も加えておきました．磁気針ではなく，乾布摩擦で同じように刺激し

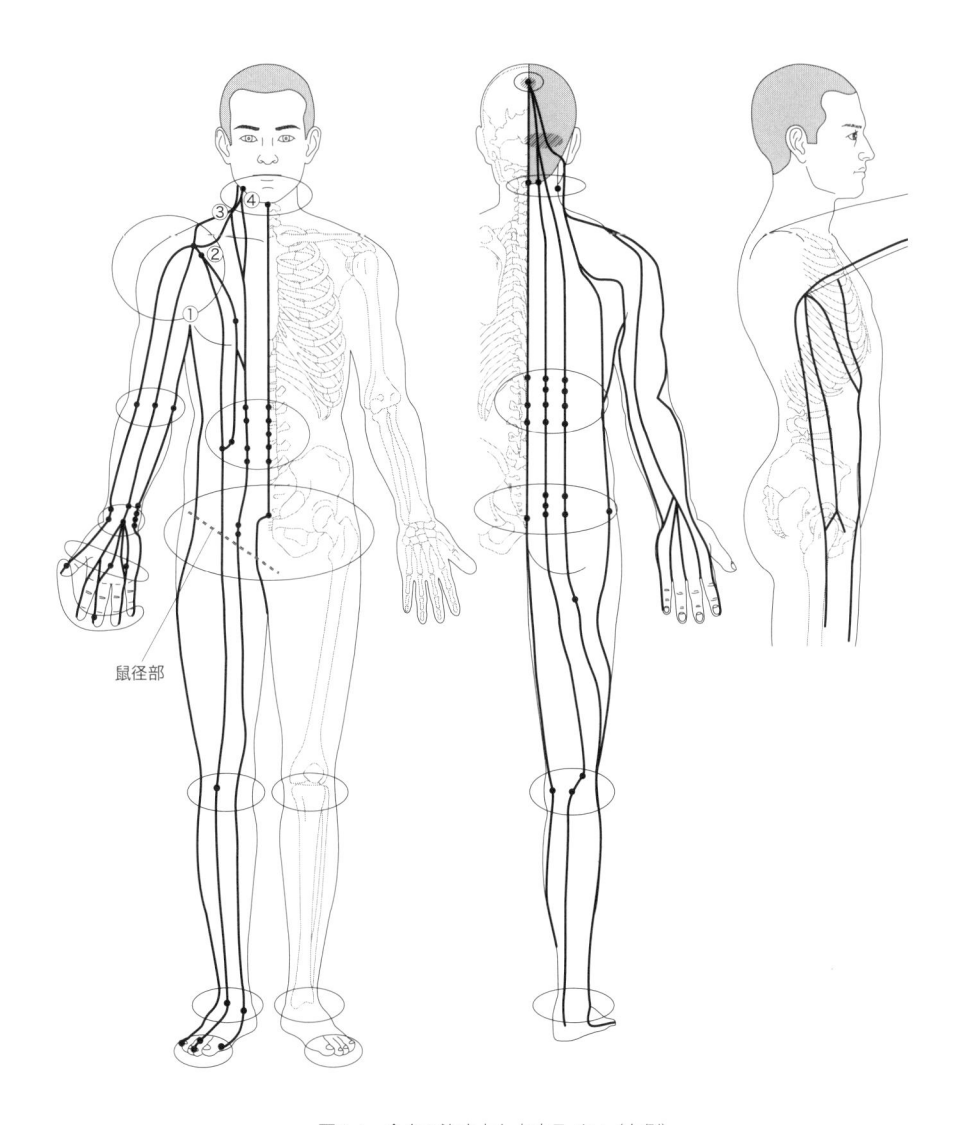

第3章 自律神経免疫療法 治療の実際

鼠径部

図3-4 全身の治療点と点療ライン（右側）

ていただいても効果がありますし，手のひらでさすったり，なでたりするだけでも十分です．自分や家族に行う場合，エネルギーの元である「気の流れがよくなるように」「血液の流れがよくなるように」「血液の詰まりがとれるように」といった気持ちをもつと，より効果的だと思います．

（1）指先から腕への治療

井穴がある指先は神経繊維が密集しており非常に感受性の高いポイントです．ここを刺激すると神経繊維から自律神経に刺激が効果的に伝わり，副交感優位の状態に導かれ，顆粒球を減らしリンパ球を増やし白血球のバランスを整えます．

図を参照していただきたいと思いますが，手の甲側（手首から肩）に3本，手の平側（手首から肩）に3本と，合計6本のラインがあります．

・刺激する順序

①右手指の井穴から手の甲，手首，腕，肩を通って首まで治療します．
②右手指の先から手の平，手首，腕，肩を通って首まで治療します．
③腋の下からわきばらに向かって流れている2本のラインを治療します．

右側が終わったら，左側も同様に左手指の井穴から肩に向かって治療します．

（2）肩から腹部，足の付け根（鼠径部）への治療

体の前側は正中線をはさんで，左右に4本のラインが枝分かれしながら走っています．①は，体の右外側を通るラインで，腋の下からわき腹，腰，大腿部を通って足の小指に至ります．②は，肩から枝分かれしながら，胸（乳頭部中央），腹，鼠径部，大腿部，膝を通って足の中指に至ります．③は，首から鎖骨，胸，腹，鼠径部，大腿部の内側，すねの内側を通って足の親指に至ります．④は，首から鎖骨を通り，③のラインと合流します．正中線は，首から胸，腹，恥骨までのラインです．

鎖骨から乳頭，鼠径部を通るラインは，気を通す急所であり，免疫を高め

ると共に，男女を問わず精力，活力を高める働きがあります．
・治療の順序

①〜④，正中線の順に，首から下肢に向かって刺激します．次に，左半身のラインを，正中線寄りから順次刺激していきます．なお DVD では，①，③，④，正中線を，次の順序で刺激しています．①腋の下からわき腹，鼠径部を通って膝まで．③首，鎖骨，胸，腹，鼠径部を通って大腿部の内側まで．④首，鎖骨，胸，腹，鼠径部まで．正中線は首から恥骨まで．

（3）つむじから背中，腰への治療

つむじは気を通すポイントであり，ここを起点として放射状にのびているラインを刺激することで，頭部のうっ血を解消し，全身の血流を促します．実際，つむじとその周辺ラインを治療すると，"詰まった"箇所の通りがよくなるのがわかります．血液がたまりやすい箇所（斜線の丸い部分）が頭部と顔面，首に集まっています．これらを念入りに刺激してください．

・治療の順序

①つむじから後頭部にのびているラインは，正中線をはさんで枝分かれしながら2本ずつ，計5本あります．ここをつむじから背中から腰を通って，大腿部の後ろ側，大腿部の外側に向かって刺激します．

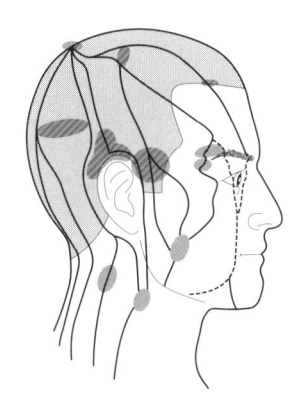

図3-5 頭部の治療点と治療ライン（右側面）

②つむじから顔面に向かって伸びているラインを刺激します．正中線をはさんで左右それぞれ3本あり，頭部で枝分かれしています．つむじから額，顔面を通って首，胸に向かって刺激します．

③つむじから左右の耳，首に至るまでに，耳をはさんで2本のラインがあります．一方は耳の前側を通るライン，一方は耳の後ろの出っ張り（乳様突起）から首に至るラインです．つむじから耳を通って首に向かって刺激します．耳前側のラインは耳鳴り，後ろ側は難聴に著効を示します．

(4) 腰から足の治療

腰からかかとには4本のラインがあります．腰，大腿部の裏，膝裏を通ってかかとに向かって刺激します．右側からはじめた場合，左側も同様に刺激します．

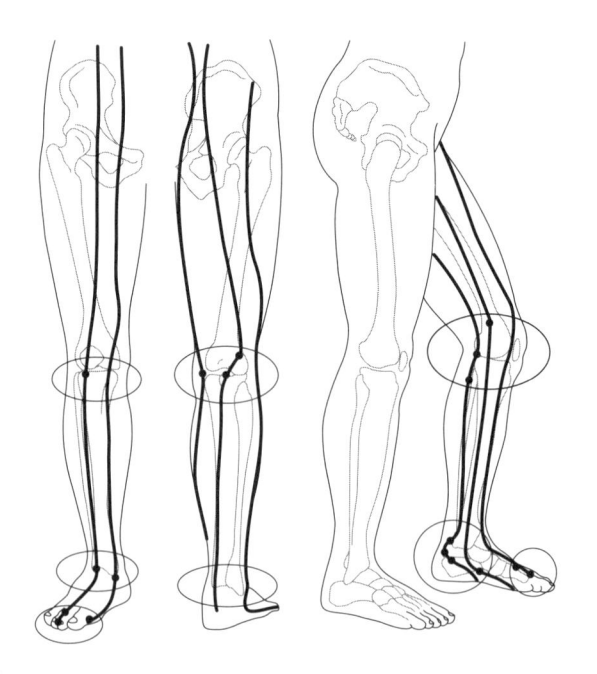

図 3-6　足部の治療点と治療ライン（前面，後面，左足内側）

(5) 膝から足の治療

　全身に気を通し，血流を促す仕上げの治療です．足底はつむじから気を通すゴールと捉えてください．大腿部から膝，すね，足の甲を通って足指の井穴までを刺激します．患者さんは座って行うとやりやすいでしょう．
・治療の順序
①大腿部の外側から膝の横，外くるぶしを通って足の小指に至るラインを，大腿部外側，膝外側，くるぶしを通って，足の小指の井穴，薬指の井穴まで刺激します．
②大腿部の前側から膝，足の甲を通って中指に至るラインを，大腿部，膝，足の甲，足の中指，人さし指，親指の井穴まで刺激します．
③膝の内側からくるぶし，足底に至る３本のラインを刺激します．
　膝の内側，すねの内側，内くるぶし，土踏まずを通って親指に向かって刺激します．右足からはじめ左足も同様に行います．

5．治療後に生じる変化

　以上のような治療を行うと，治療後，個人差はありますが患者さんには次のような反応がみられます．
・発汗・ポカポカしてきた・目がよく見える・頭がスカッとする・姿勢がよくなる・顔が明るくなる・顔色がよくなる

　また治療後はリバウンドが起こり，次のような症状が現れることがあります．いずれも副交感神経による治癒反射とみてください．
・発疹・下痢・痛みの増悪・倦怠感・微熱・悪心

6．治療の間隔

　井穴・頭部刺絡療法と初期の自律神経免疫療法では，週２回治療を行っていたこともありました．しかし，その後治療法が少しずつ変化するにつれ，

週1回の治療を行い，回復するにしたがって2週に1回，3週に1回というように間隔をあけていきました．

　平成18年から開始したつむじ治療は，気を通す作用，自律神経を刺激する作用が強く，治療後に体内のバランスが大きく変化し，それまでの自律神経免疫療法より強いリバウンドが起こります．したがって治療間隔をある程度あけることが大切です．

　私の臨床経験では週1回の治療を続けるよりは，一定期間を過ぎた後は治療間隔をあけ，体がみずから自律神経のバランスを回復させる時間をとったほうが治りがいいことがわかりました．現在は病気発症のパターンが，副交感神経優位（リンパ球が多い）か，交感神経緊張（顆粒球が多い）かによって治療間隔をかえています．

(1) 副交感神経優位の病気の治療間隔

　子どものアトピー性皮膚炎，うつ病（交感神経優位タイプは(2)を参照），その他，リンパ球が過剰なタイプの患者さんは，週1回の治療を10回程度終えた段階で，2〜3週間に1度にします．リンパ球の動きが悪いようなら，週1回の治療をもう少し続けてもかまいません．このタイプは余力があるので，リバウンドで消耗しきってしまう心配はありません．

(2) 交感神経緊張の病気の治療間隔

　病気の多くはこちらのタイプになります．週1回の治療を5〜6回終えた段階で，2週に1度の治療で経過を観察します．過剰な顆粒球を減らし，リンパ球を増やすことが治療の眼目になりますが，ここで注意が必要です．

　先述したようにつむじ治療は気を通す力が強いので，ガン末期の患者さん，衰弱している患者さん，体力が落ちている患者さんの場合，治療と治療の間隔をあけないとリバウンドに負けてしまう恐れがあるのです．顆粒球は一気に減らさず時間をかけて減らし，経過を見る必要があります．白血球のデータをチェックしながら，"ゆっくりゆっくり落とす"よう意識して治療間隔をあけてください．

患者さんの中には治療間隔をあけることに不安を感じたり，具合が悪かったりするために，回数を増やしたがる人が少なくありません．その場合，自宅でしっかり養生を行うように指導し，治療をしていない時こそ病気を自分で治すための貴重な時間であることを説明してください．

自律神経免疫療法は非常に切れ味のいい療法です．つむじの治療を取り入れてからは，さらに手応えがよくなりました．個人差はありますが，数度の治療で目に見えて元気を取り戻す患者さんは少なくありません．症例報告で述べるように，自律神経の働きが整ってくると免疫力が高まり，がんとの共存も可能になります．

ただし，ここで忘れないでいただきたいのは，病気の治りがよかったとしても，それは患者さんの治癒力で治っているのであり，治療家が治しているのではないということです．治療家の役割は患者さんの治癒のお手伝いです．病気を治そうとする患者さんの気力を支え，生活指導をしっかり行うことが治療家の仕事であると，私は考えています．

なお，治療法は年代によって次のように変わっています（表3-4）．

表3-4　年代別治療法の症例

平成8～10年 井穴・頭部刺絡療法	注射針，レーザ，電子針を使用し，井穴と頭部の百会の他，体の中心線上に分布する治療点を刺激．
平成11年～ 自律神経免疫療法	注射針，レーザ，電子針を使用し，井穴と頭部の百会の他，頭部，顔面から全身に分布する治療点を刺激．
平成15年～ 頭寒足熱法による 自律神経免疫療法	注射針，電子針を使用し，頭寒足熱法（主に髪の生えている範囲で百会を中心とした正中線上，および両側頭部を刺激する方法）を導入し，全身の治療点を刺激．
平成17年10月～ 新頭寒足熱法による 自律神経免疫療法	注射針，電子針を使用し，新頭寒足熱法（百会を起点に，放射状に治療点を刺激し，気を通す方法）を導入し，全身の治療点を刺激．
平成18年2月～ つむじ理論による 自律神経免疫療法	注射針，磁気針を使用し，つむじ理論（つむじを起点に，放射状に治療点を刺激し，気を通す方法）を導入し，全身の治療点を刺激．

ガン

　我々の体を構成している細胞は，それぞれ分裂回数が決まっており，一定の秩序を持って増殖分化をくり返し，むやみに増えることはありません．ところが細胞の核内で細胞の増殖をコントロールしている遺伝子に異常が起こると，細胞は無限に増えるガン細胞に変異しガンが発症します．

病気の見方

　遺伝子異常を引き起こすものとして，従来はタバコや紫外線，魚のこげ，食品添加物，排気ガス，化学物質などの外的な要因が強調されてきましたが，ここには大切な視点が欠けています．実は遺伝子の異常には，心身へのストレスが密接にかかわっているのです．

　ストレスで交感神経が緊張し顆粒球が増加すると，活性酸素が大量に放出されて組織破壊が起こります．体内では破壊された箇所を修復するために新たに細胞の分裂を促します．ストレスが長期に及び交感神経緊張状態が慢性化すると，組織の破壊，修復が絶え間なく繰り返されるようになります．その結果，細胞増殖にかかわる原型ガン遺伝子に異常が生じ，細胞の増殖をコントロールしないガン遺伝子に変異し，無秩序に増殖するガン細胞が発生します．これは自律神経のバランスが崩れたためです．

　こうして我々の体内では毎晩，数千ものガン細胞が生まれていますが，第2章で触れられているように，生体にはリンパ球を要とする防衛網が二重三重に敷かれており，ガン細胞を日々排除しています．ところが，交感神経緊張状態が続くと，副交感神経の働きが抑えられるためにリンパ球が不足し，攻撃力も低下しガンの発症を許してしまうのです．

　このようにストレスは，＜交感神経緊張→顆粒球増多→活性酸素の過剰産

生→副交感神経の抑制によるリンパ球の減少・血流障害＞という流れを引き起こし，ガンの発症を促し，ガンの進行を許します．つまり，自律神経のバランスがとれていれば全てが正常でうまくいくのです．

ガン患者の白血球比率

表3-5は，私が以前勤務していた病院で調査した229人の胃ガン患者のデータです．この人たちを早期胃ガン，進行胃ガン，5年以上生存にわけ，顆粒球とリンパ球の平均比率を見てみると，リンパ球は5年以上生存しているグループがもっとも多く，進行胃ガンのグループがもっとも少なくなっています．

表3-5　胃ガンと白血球の関係

	白血球数（個）	顆粒球（%）	リンパ球（%）	リンパ球数（個）
早期胃ガン(93人)	6000	63	34	2040
進行胃ガン(101人)	6600	72	25	1650
胃ガン5年生存者(35人)	5500	57	40	2200

健康体の白血球のバランスは，顆粒球54〜60%：リンパ球35〜41%ですから，進行胃ガングループの顆粒球72%：リンパ球25%がいかにバランスを欠いているかおわかりいただけるでしょう．この比率では活性酸素による組織破壊が進行する一方，リンパ球の援護は受けられずガン細胞の増殖を許してしまいます．

しかし，ガンにかかっても，まだまだ希望はあります．早期胃ガン93人の白血球の平均比率を調べてみると，平均年齢64歳（63人）のグループでは，顆粒球58%：リンパ球39%と，免疫力は保たれている状態です．この比率であれば自力でガンを治癒させることができ，ガンの三大療法を受けて免疫を落とすのは，実にもったいないことなのです（表3-6）．

表 3-6　早期胃ガンと白血球の関係

	白血球数（個）	顆粒球（%）	リンパ球（%）	リンパ球数（個）
平均年齢64歳　63人	6400	58	39	2496
平均年齢67歳　21人	5800	74	23	1334
平均年齢73歳　9人	4000	76	21	840

　これまでの臨床経験から言えることは，ガンを治すには1800〜2000 /mm^{3}以上のリンパ球が必要です．2000/mm^{3}を超えると病状は目に見えて改善し，1800/mm^{3}前後を維持できると共存が可能になります．また1800 /mm^{3}以下であっても，顆粒球とリンパ球のバランスが良いケースでは共存が可能です．1200/mm^{3}以下では予断を許さない状態です．

　ガン攻略のポイントは，①自律神経のバランスを整えて，顆粒球とリンパ球のバランスを正常範囲におさめること，②リンパ球の実数を1800〜2000/mm^{3}に近づけること，の2つです．

　自律神経免疫療法は副交感神経を効果的に刺激し，リンパ球を増やす働きがあり，リンパ球が増えてくると病状も好転します．患者さんの中にはリンパ球がスムーズに理想値になる人もいますが，数は増えても理想値になかなか届かない人も少なくありません．このような場合，体を徹底的に温めて冷えをとることが大切です．

　ガンの患者さんは例外なく体が冷えています．体温が高くなるとその刺激で副交感神経のネットワークが活性化しリンパ球が増加するとともに，リンパ球も活性化してガン細胞への攻撃力も高めることができます．

　はじめからリンパ球が多いタイプの人でも，体が冷えていればリンパ球は十分な力を発揮できないので，体を温める工夫が必要です．次のような方法であれば容易に実践できますし，具合が悪く動けないときでも②を行うことはできます．

　①散歩や体操など，自ら体を動かして熱産生を上げる．

②湯たんぽ，カイロなどを活用して体温を上げる．
③入浴で体を温める．

発熱したらしばらく熱を下げない

　上記と関連しますが，患者さんが発熱したら熱をあまり下げないことが大切です．患者さんを見ていると，37℃台の熱が何日か出た後は，発熱する前よりかえって元気になっている人が多いのです．冷えがとれてくると病状が好転するというのと同じしくみで，体温を上げて体内にある悪いものを排出させることが免疫を高めることにつながっているからだと思われます．

　ガンの発熱について安保教授に話したところ，これは「傍腫瘍症候群」と呼ばれるもので，副交感神経が優位になってNK細胞の分泌能が高まり，ガン細胞を破壊しているときに出る熱であり，この反応がガンの自然退縮を促すということです．

　ガンが熱に弱い性質であることは，100年以上も前に観察されています．米国の外科医の研究によれば，ガンが自然治癒したケースでは，患者さんの多くが天然痘やマラリア，丹毒などに感染し，高熱を出していることが明らかになっています．

　発熱は体が反撃を開始した兆候ととらえると，体温を上げたままにしておくことで治癒力を後押しできます．ですから，発熱したらすぐに熱を下げないことが大切です．

三大療法の選択

　患者さんから「抗ガン剤を使ってみたい」「放射線療法を試したい」と相談されることが私もよくあります．治療法は患者さんご自身が選択するものですから，「絶対こうしなさい」とは言えませんが，どうしても試してみたいのであれば，ご自身の血液データと相談して決めることです．私の臨床経験では，リンパ球数が1200台であれば三大療法は勧めません．

現代医学はガンの消失を最優先課題にしているために，三大療法で免疫を下げ，QOLも下げてしまうのです．ガンが消えても，食欲もなく，笑顔も出ないような人生に意味があるでしょうか．そろそろガンを難病ととらえるのはやめて，ガンとは仲良く共存する，できるだけ消えていただく，というように柔軟に考える時がきていると思います．

　私は，自律神経免疫療法でガンが100％消えると言っているのではありません．ガンが消える方もいますが，何年という単位でガンを体内に抱えている方もいますし，亡くなる方もいます．たとえガンが体内にあっても，自覚症状もなく，日常生活を元気に笑顔で過ごすことができるなら，消失にこだわることはないと私は考えているのです．末期ガンと診断された患者さんも，亡くなる数日前まで大きな苦痛もなく過ごせるなら，患者さんはもちろんのことご家族も救われます．

ガンの治療成績

　平成19年7月現在，私のところには24名のガン患者さんが通院されています．その患者さんたちを含め，平成11〜18年から治療をはじめた方たちの治療成績をまとめました．

　表3-7は平成11〜17年から治療をスタートした，25名の患者さんについて治療効果を調べたものです．判定基準は表3-8をもとにしました．

表3-7　H11〜17年に通院したガン患者25名の治療判定内訳

治癒	著効（共存）	効果あり	延命効果	悪化・脱落	休診・中断
8 (32%)	4 (16%)	1 (4%)	1 (4%)	1 (4%)	10 (40%)

治癒＋著効＝12例（48%）
治癒＋著効＋効果あり＝13例（52%）
治癒＋著効＋効果あり＋延命効果＝14例（56%）

表 3-8 ガンの治療判定

治癒（完治）	著効（共存）	効果あり	悪化
①腫瘍消失. ②リンパ球の割合がおおむね 35〜41% あり，リンパ球数が 1800〜2000／mm³ 以上になっている.	①ガンは消失していないが，3年以上②以下の条件を満たし，現状維持ができている. ②リンパ球の割合はおおむね 35〜41% であり，リンパ球数が 1800／mm³以上ある. ③食欲がある. ④肌がきれい. ⑤冷えがとれている. ⑥体調が良く元気である.	①リンパ球の割合はおおむね 28% 以上あり 35% 未満，リンパ球数が 1800／mm³ 未満，1300／mm³ 前後はある. ②食欲が出てくる. ③肌がきれいになってくる. ④冷えはやや残っている.	①リンパ球の割合は 25% 以下，リンパ球数 1200／mm³ 未満〜800／mm³ 以下. 800／mm³ を切ると要注意. ②肌の色がどんどん悪くなる. ③食欲がない. ④元気がない. ⑤冷えが強い. ⑥体調が悪い.

　25 名の内訳は，「治癒」は 8 名（32%），「著効」4 名（16%），「効果あり」1 名（4%），「延命効果」1 名（4%），「悪化・脱落」1 名（4%），休診・中断 10 名（40%）です．

　この中で「治癒」と「著効」を合わせると 12 名（48%），これに「効果あり」を加えると 13 例（52%）となり，自律神経免疫療法の有効性を示すものといえます．

　病気療養のために休診し，治療を中断された患者さん 10 名の中断前の内訳は，「著効」2 名，「効果あり」3 名，「不明」4 名，「悪化・脱落」1 名となっています（表 3-9）．

表 3-9 休診・中断 H14.9〜による 10 名の中断前の治療判定内訳

著効（共存）	効果あり	不明	悪化・脱落
2	3	4	1

　表 3-10 は「治癒」「著効」「効果あり」「延命効果」の 14 名の治療年数です．

表3-10　ガン患者（治癒・著効・効果あり・延命効果）14例の治療年数

治療年数	治 癒	著 効	効果あり	延命効果
1年未満	4			
2年未満	2			1
3年未満	2	1		
5年以上		1		
6年以上			1	
7年以上				
9年以上		2		
合計	8	4	1	1

　「治癒」8名のうち4名が1年未満にガンが消失しています．乳ガン，悪性リンパ腫，胃ガンなどです．この方たちは，現在も元気に暮らしておられます．みなさんに共通しているのは，リンパ球がはじめから多いということで，こうしたケースは治りがいいことがわかっています（参照・症例，悪性リンパ腫と胃ガン）．「著効」は共存期間を示し，2年以上3年未満の患者さんが1名，4年以上5年未満1名，9年以上2名です．「効果あり」1名は6年以上通院していらっしゃいます．「延命効果」1名は余命3カ月と告知された胃ガンの方で，1年半通院されました（参照・胃ガン症例報告）．

　ガンの部位別内訳は表3-11に示しました．とくに治りにくいガンというのはないのですが，治りやすいという印象があるのは，生殖器のガンです．

表3-11　部位別・治療判定内訳　初診・H11〜17年の患者（休診・中断を除く）

部　位	治療	著効（共存）	効果あり	延命効果	悪化・脱落
乳ガン	3	2			1
前立腺ガン		1			
大腸ガン			1		
胃ガン	1			1	
精巣ガン	1				
脳腫瘍		1			
子宮・卵巣ガン	1				
悪性リンパ腫	1				
その他	1				
合計	8	4	1	1	1

現代医学では子宮，卵巣，精巣のガンは進行が早く治療が難しいとされていますが，私は逆のとらえかたをしています．

生殖細胞は必要なときに増殖するスピードも早いのですが，必要がなくなると増殖をやめるスピードも早いのです．ですからガンの進行は確かに早く，無理をして心身に負担がかかると一気に増殖しますが，体にとってプラスの刺激を受けたときは細胞に瞬時にシグナルが伝わり増殖をとめてしまいます．刺激にたいして柔軟に，かつ俊敏に反応することで，子孫を残す力を維持しているのが生殖細胞の特質であり，この特質があるゆえに自律神経のバランスを整え血流を促してやれば生殖器のガンは治りが早いといえます．これにはおそらくマクロファージが関与していると考えられます．

平成18年以降に来院されたガンの患者さんは13名おり，そのうち悪化し治療を中断した方1名を除くと，現在12名の患者さんが通院しています．このうちガンが消失した方は3名(前立腺ガン，スキルス胃ガン，子宮頸ガン)です（参照・スキルス胃ガン症例）．みなさんたいへん元気に暮らしており，現在も経過観察のために1〜2カ月に1度程度通院しています．「著効」の患者さん5名もとくに自覚症状はなく普通に日常生活を送られています．「効果あり」の3名の方も含め，まだ治療期間が短いので今後も経過観察と治療を続けることになります（表3-12，3-13）．

表3-12 部位別・治療判定 初診・H18年以降の患者

部 位	治 療	著効（共存）	効果あり	悪化・脱落
乳ガン		2		
前立腺ガン	1			
大腸ガン		1	1	
胃ガン	1			
精巣ガン			1	
舌ガン		1		
子宮頸ガン	1			
卵巣ガン				1
尿管ガン		1		
肝臓ガン			1	
腎ガン				1
合計	3	5	3	2

表 3-13　初診 H18 年以降の患者治療判定内訳

治　癒	著効（共存）	効果あり	悪化・脱落
3	5	3	2

スキルス胃ガンが消えた

症例　スキルス胃ガン　53歳　女性　会社員　体験談参照
初診　平成 19 年 1 月 16 日
経緯　平成 18 年 10 月，吐きけがひどく食べたものを嘔吐するようになり，近医を受診．急性胃炎と診断され処方された胃薬を飲みますが，症状は改善しませんでした．3 日ほどすると嘔吐のために脱水症状を起こすようになり，再度近医を受診し，その日のうちに総合病院に入院しました．検査の結果，スキルス胃ガンと判明し，幽門部が腫瘍で塞がれて十二指腸へ食物が流れないために嘔吐が起こることがわかりました．

　医師から胃の全摘を提案されましたが，開腹したところガンが胃の裏側の腹膜に播種していたため，胃と腸をつなぐバイパス手術のみを行いました．バイパス手術後は退院し，抗ガン剤（ＴＳ-1）を 2 クール服用しましたが，倦怠感，食欲不振，悪心に悩まされ，それ以上化学療法を続けることが困難になりました．自律神経免疫療法で胃ガンが治癒した知人から，当院を紹介されて来院されました．

治療の概要　初診時の患者さんは，全身の肌が浅黒く，手足が冷えていました．表情がけわしいことから，闘病のストレスがかなりたまっているものと思われました．血液データは，顆粒球とリンパ球の比率は悪くなかったのですが，白血球数が 3800 /mm^3 と少ないためにリンパ球も 1368 /mm^3 と少なくなっていました．

この方には週1回，通院していただき，つむじ治療による自律神経免疫療法を行いました．
　そして2月，総合病院で内視鏡の検査を受けたところ，幽門部の閉塞が解消し十二指腸まで貫通していました．担当医は，「良くなっている」と言い，抗ガン剤を再度使うように提案したそうですが，ご本人にその意志がなく化学療法は行いませんでした．
　病気の好転は血液データにも現れています．2月1日の検査では，白血球数が6200／mm^{3}まで増え，顆粒球59％，リンパ球30％，リンパ球数は1860／mm^{3}まで増加しています．私の経験ではリンパ球数が1800／mm^{3}を超えたケースでは，ガンの治癒が見込めるので，これは非常にいい感触だと思いました．
　幽門部の閉塞が解消してからは食欲も戻り，体重は8kg増え，病気が発症する前より2kg太ったということです．その後の検査でも白血球のバランスはよく，リンパ球数は順調に増え3月には2000台に乗りました．初診時のげっそりとした風貌は跡形もなくなり，肌が白くなり頬がふっくらとしたためか，非常に若々しい印象になりました．ご本人は，「食欲がありすぎて，困っています」と，太る心配をしていました．
　6月に総合病院で生検を行ったところ，ガンは消えていました．担当医は，「組織を採取した場所にたまたまガンがなかった可能性もある」と説明したそうですが，患者さんの全身状態がきわめて良好になっていることから，私は治癒と判定しています．
　スキルス胃ガンは，胃ガンの中でもとくに悪性度が高いとされています．このガンの特徴は，ガン細胞が塊になって増えるのではなく，胃壁に混ざりこみ粘膜の奥深くで増殖していく点です．進行が非常に早く発見されたときには病巣が広がり，リンパ節に転移していることが多いことから，予後は悪いと考えられています．しかし，これまでの経験から，リンパ球を増やし，血流障害を改善する自律神経免疫療法を行えばスキルス胃ガンにも十分対処

でき，治療率が高いと考えています（写真 3-3）．

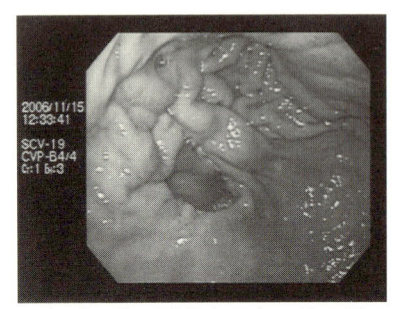

バイパス手術の吻合部（2006 年 11 月 15 日） 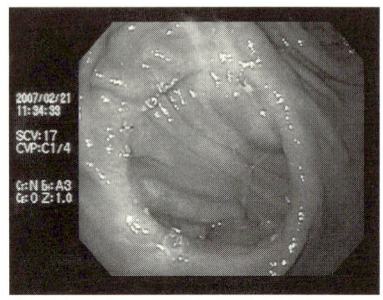　　バイパス手術の吻合部（2007 年 2 月 21 日）

写真 3-3　バイパス手術の吻合部の変化

表 3-14　Sさん（53 歳・女性）スキルス胃ガン　白血球データ　H19.1 〜

検査日	白血球数	顆粒球（%）	リンパ球（%）	リンパ球数
H19. 1.16	3800	50	36	1368
H19. 2. 1	6200	59	30	1860
H19. 3.12	5200	45	45	2340
H19. 4. 4	5200	54	43	2236
H19. 5.16	6000	52	44	2640

4 cm 大のガンが消えた

症例　胃ガン　46 歳　男性
初診　平成 11 年 5 月 25 日
経緯　平成 11 年 4 月頃より，胃に不快感を感じるようになり，5 月に受けた人間ドックで胃のポリープを指摘され，8 割くらいの確率で胃ガンの疑いがあると診断されました．精密検査の結果，胃ガンと判明し医師から手術を

勧められましたが，実父が胃ガンで胃の全摘手術後，体調が回復しないまま亡くなっていることから，手術をためらっていました．

そこで，内視鏡検査の結果待ちをしている3週間だけ，知人から聞いていた自律神経免疫療法を受け，何らかの効果が得られれば手術を中止しようと考えました．

治療の概要　胃ガンと診断されたものの，自覚症状はまったくないということでした．しかし，全身が氷のように冷え切っており，私から見ると顔色も良くありませんでした．当時は，注射針による治療を行っていましたが，患者さんの体を針で刺激しても，血液はほんのわずかににじみ出る程度で，その血液も粘性の高いどす黒いものでした．血流障害を起こしている人は，おしなべてこうした血液になります．

血液データは，白血球数5600／mm^3，顆粒球47%，リンパ球48%，リンパ球数2688／mm^3と強い副交感神経優位を示していました．このようなケースでは免疫が高いので，うっ血による血流障害を解消すればガンは自然治癒します．

週2回の治療に加えて，患者さんには乾布摩擦や爪もみを指導しました．6月10日，内視鏡検査の結果では，ガンは初期で大きさは4cm大と判明しました．検査待ちのままで6回の治療を行った時点で，患者さんは食欲が戻り体調が良くなっていたため，医師から手術を勧められましたが断りました．治療開始4週間後に行った2回目の内視鏡検査では，ガンは4cmから2cmに縮小し，患者さんは再度，手術をするよう勧められ断ります．病状の好転は血液検査にも現れており，リンパ球数がさらに増えていました．この頃から，治療点から流れ出る血液は赤色で粘りけもなくなりました．

その後も体調はすこぶる良く，体重は4kg増え，ガンを告知される前に戻り，倦怠感や体の冷えが解消しました．平成11年8月下旬に行った3回目の内視鏡検査で，ガンは1cm大に縮小していました．治療効果を実感した患者さんは，先延ばしにしていた手術をあらためて断り，自律神経免疫療

法のみの治療に専念することを決めました．

　12月，患者さんは近医で4回目の内視鏡検査を受けました．手術を断った際，前医から鍼治療でガンが治るはずがないと言われ，経緯を知らない第三者にガンの状態を診断してもらおうと考えたのです．内科医には「胃の調子が悪い」とだけ告げ検査を受けましたが，結果は胃の粘膜には何ら異常はなく，胃潰瘍が治った跡があるといわれました．ガンが消失したということです．

　この当時の白血球のバランスは，依然として副交感神経優位のパターンでしたが，血流が良くなっているので，十分な数のリンパ球が効果的にガンを排除しているものと思われます．

　翌平成12年3月に受けた5度目の内視鏡検査の結果も「異常なし」でした．胃カメラを飲むのが辛いということで，この検査を最後に検査は受けていません．

　ガンが治癒してからも，この方は「健康チェックのつもりで」と当院が休診していたときを除き，1～2カ月おきに来院し，血液検査を受けておられます．

　患者さんは，ガンにかかった数年前から起業するために資金のやりくりに奔走し，そのストレスでガンを招いたのではないかと考えており，ガンが治った後も仕事で少し無理をすると胸やけがしたり，胃が重いという症状が出るといいます．

　白血球数が1000／mm^{3}台に減っているときは，仕事のストレスが思い当たるそうで，「血液データが悪いと，気をつけなきゃと思って睡眠時間を増やしたりするんです」と話されていました．この方は，足かけ9年当院に通っていますが，乾布摩擦は今も毎朝，続けています．とくに胃の上は念入りにこするそうで，「これをやっているおかげで，いつも体が温かいです」と言っています．

　平成19年の春以降，つむじ治療に加えて，乳頭と鼠径部を刺激する治療

を行うようになってから，この方は「まったくバイアグラがいらなくなって驚いています」と興味深い感想をもらしています．実は時を前後して，他の患者さんも乳頭と鼠径部の刺激で，「精力が回復した」「肌がきれいになった」「女性らしくなったと言われる」と言うようになりました．これらのお話から，血液をよく流し，免疫を高めれば，アンチエイジングになり，人生を活き活きと歩むことができると教えていただきました．

表3-15　Hさん（46歳・男性）胃ガン　白血球データ　H11.5～

検査日	白血球数	顆粒球（%）	リンパ球（%）	リンパ球数
H11. 5.28	5600	47%	48%	2688
H11. 6.11	6000	47%	48%	2880
H11. 7. 8	5800	62%	25%	1450
H11. 8.12	6300	54%	43%	2709
H11. 9. 1	5800	51%	47%	2726
H11.10.22	5900	51%	48%	2832
H11.12.20	5000	51%	49%	2450
H12. 2.23	6100	56%	42%	2562
H12. 8. 1	5800	51%	48%	2784
H12.12.21	7100	61%	30%	2130
H13. 3.23	6000	45%	34%	2040
H13.12.21	5000	48%	44%	2200
H14. 5.27	3800	54%	40%	1520
H17.12.19	6500	53%	40%	2600
H18.11.16	4500	56%	35%	1575
H19. 2.14	5200	52%	40%	2080

余命3カ月と告知されてから1年半延命する

症例　胃ガン　58歳　男性　延命効果
初診　平成17年8月29日
経過　当院を受診された時点でガンは4期まで進んでおり，3カ月後には胃

から大出血し厳しい状況になると告知されていました．

治療の概要　この方の場合，初診時から一貫して白血球の比率は顆粒球が多い交感神経緊張パターンでしたが，リンパ球数は1600台を推移しておりQOLを保ちながら生活を送れるものと予測していました．実際，はじめは食欲がなくうつうつとした様子の患者さんでしたが，次第に元気を回復され，平成17年11月から平成18年夏頃までは食欲も戻り，明るく雑談に応じるまでになっていました．

　体調が悪くなったのは平成18年秋頃からです．詳しいことはわかりませんが仕事上の心配事がストレスになっている旨を話しておられました．同年11月，急激に顆粒球が増加するとともに，リンパ球が激減します．それまで治療間隔は2〜3週に1度にしていましたが，患者さんが体調の悪さを心配され毎週，治療に通われることになりました．このことがリバウンドを強めたものと思われます．平成19年に入って白血球の9割が顆粒球という事態にいたり，その後に亡くなられました．余命3カ月と告知されてから1年半通院され，約1年3カ月は穏やかに過ごされたことに，ご本人も意義を感じられていたように思われます．

　平成18年春から開始したつむじ治療による自律神経免疫療法は，気を通す力が強い分，リバウンドも強くなります．ガン末期の患者さんの場合，体力も相応に落ちているので，治療を頻繁に行うと気が急激に通って負担がかかる恐れがあります．患者さんが希望されたとしても，体力が低下しているケースやガン末期のケースでは治療間隔を2〜4週間にして，ゆっくり気を通すことが重要だと考えています．

表 3-16　Ａさん（58歳・男性）胃ガン　白血球データ　H17.8～

検査日	白血球数	顆粒球（%）	リンパ球（%）	リンパ球数
H17. 8.29	7400	67.7	23.6	1746
H17.10.28	7800	68.5	21.2	1653
H17.11.21	7000	66.8	23.2	1624
H18. 2.13	8300	68.3	23	1909
H18. 3.13	8300	68.7	21.6	1792
H18. 5.29	11100	72.2	18.3	2031
H18. 7. 3	10000	76.7	16	1600
H18. 9.22	10400	75.7	17.6	1830
H18.11.27	11300	81.4	10.7	1209
H19. 1.10	14800	90.3	6.1	902
H19. 2.14	14300	87	6.8	972

胃の悪性リンパ腫が消えた

症例　悪性リンパ腫　67歳　男性
初診　平成11年7月12日
経過　平成11年6月，人間ドックの検査で悪性リンパ腫と診断されました．リンパ腫は直径2cmほどで，胃の中央部にできていました．治療法として，発症要因と考えられているヘリコバクターピロリ菌を除菌した後，化学療法か胃の全摘手術を提案されました．自覚症状がまったくないことから，ガンであることを信じられず，他院にて検査を受けますが，結果は同じでした．その前年，自律神経免疫療法にて円形脱毛，夜間頻尿，冷えを治していたことから当院へ相談にみえ，自律神経免疫療法で再度効果を試してみたいと希望されました．
治療の概要　悪性リンパ腫と診断は確定していましたが，ご本人は食欲もあり，体調もいいために，「ガンという実感がわかない」ともらしておられま

した．この患者さんはほぼ1年前に円形脱毛などを克服していましたので，「今度も一緒にがんばりましょう」と励まし，週に2度治療に通っていただきました．

初回の血液データは，白血球数 5000 /mm^3，顆粒球 55%，リンパ球 38%，リンパ球数 1900 /mm^3 とバランス，リンパ球数ともに良好な数値でした．若い人と違い，高齢者のガンは進行が遅いので1カ月ほど様子を見てもなんら問題はありません．まだ治療を待っていたようなので，とりあえず1カ月経過を見ることにしました．

6回の治療を終えた段階で内視鏡検査を受けたところ，リンパ腫は認められず「軽い胃炎」と診断されました．わずか3週間でリンパ腫が消えたわけですが，ご本人は「うれしい」というよりは「狐につままれたようです」とおっしゃっていました．この検査結果を機に，自律神経免疫療法のみで治療することに決め，除菌は行わないことにしました．

胃炎と診断されてから3カ月後，2回目に受けた内視鏡検査では，「胃潰瘍」と診断され，細胞診も行いましたが異常は認められませんでした．翌年，2月に受けた3回目の内視鏡検査では「胃炎」と診断され，その後，毎年内視鏡検査を受けていますが，今日に至るまで異常はありません．休診をはさんで現在も2～3カ月に1度，血液検査を行い治療を受けていかれます．70歳を過ぎた現在もたいへん元気に暮らしておられます．この方の場合，白血球のバランスは初回の治療から一貫して安定しています．リンパ球数は，疲れて体調を崩したときに 1500～1700 /mm^3 に落ちますが，通常はおおむね 1800～2000 /mm^3 台で推移しています．

このように免疫力が高く維持できているケースでは，ガンが発症しても，血流を促進して体内にたまった悪いものをどんどん流していけば自然治癒に至ります．胃切除はもちろんのこと，除菌も不要です．発症から8年以上が経過していますが，ご本人は爪もみ，半身浴を毎日，欠かさず続けています．白血球数が落ちているときは生活を見直すなどして，積極的に健康管理

を行っています．血液データは患者さんが活用しやすく，病後の健康を守るうえでたいへん有益な情報源となります．

表 3-17　Dさん（67歳・男性）悪性リンパ腫　白血球データ　H11.7～

検査日	白血球数	顆粒球（%）	リンパ球（%）	リンパ球数
H11. 7.12	5000	55%	38%	1900
H11. 8.31	5300	57%	34%	1802
H11.12.28	5200	59%	37%	1924
H12. 6.13	5500	60%	35%	1925
H12.12.14	7000	52%	34%	2380
H13. 6. 5	5500	49%	31%	1705
H13.12.14	5800	52%	35%	2030
H14. 6.20	5800	47%	35%	2030
H14.12.16	6300	41%	43%	2709
H15. 5. 7	5400	51%	35%	1890
H15.12.16	4800	54%	33%	1584
H16. 6. 1	5700	56%	32%	1824
H16.11. 2	4800	55%	32%	1536
H17. 7. 5	5200	46%	40%	2080
H17.11.11	5700	56%	32%	1824
H18. 7. 3	5200	49%	36%	1872
H18.12. 7	5100	50%	36%	1836
H19. 3. 7	6800	58%	30%	2040

三大療法を受けず乳ガンと7年間共存

症例　乳ガン　48歳　女性　事務職
初診　平成12年2月2日
経過　平成11年年末，入浴中に右乳房のしこりに気づき，翌年1月，総合病院にて細胞診を受けたところ乳ガンと診断され，その後の検査で右乳房中央に4.5 cm×7.5 cm大の腫瘍が認められました．腋窩リンパ節に転移する恐

れが高いということで，乳房と脇の下のリンパ節を切除する乳房切除術を行った後，化学療法，放射線照射後，さらに2～3週間たってから追加の放射線照射を行うよう提案されました．ご本人は「悪い物は全てとってしまいたい」という気持ちが強く，1月16日に手術を受けることに決めました．

　手術の1週間前から入院しましたが，手術日の3日前にインフルエンザに罹患し38度を超す高熱を出し，病院から1週間の強制退院を申し渡されました．それまでガンを告知されてパニックを起こし，泣いて暮らす日々を送っていた患者さんですが，1週間自宅療養をしているうちに冷静になり，焦って手術を受けるのではなく落ち着いて様子をみようと考え，以前から知っていた自律神経免疫療法を試みることに決め来院されました．

治療の概要　初回の血液検査の結果は，白血球は4700／mm^{3}とやや少な目であり，顆粒球が64%と多く，リンパ球は29%と少ない（リンパ球数1363／mm^3），交感神経優位の状態でした．ご本人とご家族の了承を得て，週2回のペースで注射針とレーザによる頭部・井穴刺絡療法を開始しました．治療後，患者さんは「肩がとても楽になりました」とホッとしたような顔をされました．おそらくガンを告知されてから緊張した日々を送り，文字通り肩に力が入っていたのだと思われました．

　治療を開始した当初は，仕事で疲労したときなどに乳房の内側から千枚通しで刺されたようなビリビリとした鋭い痛みが，右乳房から腕の脇の下まで起こったといいますが，間もなくその痛みはなくなりました．その後，左の乳房にピンポンボール大のしこりができたことがありますが，これは2回の治療で消失しています．

　平成13年3月から刺絡療法に加え，乳房周囲に鍼灸針による電気刺激も試みたところ腫瘍が目に見えて小さくなり，初診時の半分ほどの大きさになりました．2カ月経過した5月，腫瘍がひび割れて溝ができ，乳房中央にへこみがあることが触診ではっきりとわかりました．腫瘍に大きな変化があった5月の血液データでは，白血球数が6400／mm^{3}に増え，顆粒球57%，リ

表3-18 Mさん（48歳・女性）乳ガン　白血球データ　H12.2～

検査日	白血球数	顆粒球（%）	リンパ球（%）	リンパ球数
H12. 2. 2	4700	64%	29%	1363
H12. 2.18	4300	56%	41%	1763
H12. 4. 7	4600	66%	32%	1472
H12. 5. 9	4700	69%	25%	1175
H12. 6. 6	5000	66%	30%	1500
H12. 7. 4	6500	50%	29%	1885
H12. 8. 1	5200	65%	32%	1664
H12. 9. 5	4200	72%	24%	1008
H12.10. 3	4200	59%	31%	1302
H12.11. 7	5400	59%	32%	1728
H12.12. 5	5800	55%	34%	1972
H13. 1. 9	6200	59%	29%	1798
H13. 5. 8	6400	57%	31%	1984
H13. 8.23	4400	51%	36%	1584
H13.12. 1	4400	57%	30%	1320
H14. 3.23	4600	50%	40%	1840
H14. 7. 6	5100	55%	35%	1785
H15. 1.30	6500	65%	22%	1430
H18. 2. 4	4700	57%	33%	1551
H18. 9. 9	4200	55%	36%	1512
H19. 3.10	5300	58%	32%	1696
H19. 6.10	5000	60%	34%	1700

検査日	CEA CLIA（5.0以下）	CA19-9（37以下）
H.12.11. 7	0.2	4
H.13. 6. 5	0.3	4
H.14. 1.26	1.2	4
H.18. 9. 9	0.7	／

ンパ球31%とバランスが良くなり，リンパ球数も2000／mm^{3}近くにまで増えています．

　腫瘍はやわらかくなったり，ふたたび大きくなったりしましたが，12月ごろには2cm×2.5cm大に縮小．形も崩れかけ始めており，そのうちにバラバラになるだろうと思われました．

　平成14年からは治療を週1回に減らしました．乳房のところどころに生じていた痛みは消えたものの，腫瘍そのものの大きさはあまり変化せず，リ

ンパ球数は 1700 〜 1800 /mm^3 に上昇しており，小康状態で推移していました．腫瘍マーカーは初診時から正常値を維持しています．

平成 14 年 9 月，私がうつになり診療ができなくなったため，治療は平成 15 年 1 月を最後に中止せざるをえなくなりました．患者さんには，今後も手術はできるだけ避けること，運動して汗を流し，乾布摩擦や爪もみなどを行って免疫を維持するように伝えました．

平成 18 年 2 月 4 日，患者さんが 3 年ぶりに来院されました．何ら変わったところがなく，むしろ以前より元気になったその姿を見て，私は思わず「生きていたんだね」と言いそうになりました．休診前，血液データは良好に推移していましたが，最後の治療の際の検査で，リンパ球の比率が 22％，リンパ球数 1430 /mm^3 と数値が落ちていたことがずっと気になっていたのです．通常であれば治療で様子を見ることができるので問題はないのですが，その後ずっと休診していたので，はたして無事なのかという危惧が胸の中でつかえていました．

3 年ぶりの再会で，私はあらためて「病気は本人が治すものなのだ」と患者さんから教えていただきました．治療はほんの一部にすぎず，ご本人の力でガンとの穏やかな共存を可能にしてきたのです．診察をしたところ，乳輪の近くに小さな「くぼみ」の痕跡がありましたが，以前は手にはっきりと触れた硬い腫瘤はなく，小さくやわらかな 1 cm 大の乳腺腫が認められました．治療を再開すれば，3 〜 4 カ月で治るのではないかと思われました．

同年 11 月，ふたたび腫瘍は 4 cm × 3 cm ほどに大きくなりましたが，触診するとやわらかさが増していました．平成 19 年にはいり，腫瘍はさらにやわらかくなり分裂がはじまっています．このように一度小さくなった腫瘍が大きくなったり分裂したりするというのは，これまで幾度となく繰り返してきた現象であり，治療による反応と思われます．リンパ球数も 1700 /mm^3 近くまで増えており，ご本人の体調もいいので心配はないと考えています．今後も治療を続行し経過を見ていくことになります．

ガンの闘病中に治療を受けられない状況というのは，ご本人にとってさぞ不安だったのではないかと想像しましたがそれは杞憂で，実にマイペースで心静かに過ごされていました．休診中の暮らしぶりについて寄せてくださった談話は，治療家にとっても，闘病中の患者さんにとっても病気を治すヒントにしていただけると思います．

ストレスをためず気楽に過ごした3年間（体験談）
飯嶋ゆきこ（仮名，48歳）[事務職]

共存できたらいい

　乳ガンとわかったばかりの頃は，ショックでただただ泣いているような状態でした．ガンの検査をした病院は，精神的なフォローがなく，とても事務的でした．「ガンの勉強しますか？　手術はいついつにしますね」みたいな感じで，ほとんど流れ作業でした．

　でも，福田先生は違っていました．はじめてお会いしたときに，「大丈夫だ．一緒に頑張ろう」と言ってくださったんです．そうしたら肩の力がすっと抜け，「大丈夫だ」と私も思えたんです．先生はぶっきらぼうで，時々冗談を交えて話す言葉に真剣さが感じられ，お話ししていると，「まあ大丈夫だろう．死にはしないだろう」と安心できるんです．

　体調が良くなったことも，心を落ち着ける大きなきっかけになりました．はじめは乳房のつっぱり感や痛みがありましたし，腕や背中の痛みもひどかったのですが，治療がはじまってからはだんだんなくなっていきました．恐怖感から逃れられたのが一番良かったと思います．

　当初，腫瘍はけっこう大きくて，検査をした病院で，「こんなに大き

くなるまでわからなかったの？」と言われました．それがだんだんと小さくなっていったんです．ただ，それも大きくなったり，小さくなったりを繰り返していたので，しまいにきちんと計測しなくなり，「なんとかなるかな」と思うようになりました．

　腫瘍の大きさを気にしなくなったのは，先生のおかげです．

　先生は，「ガンが消えてなくならなくても，共存でのんびり生きていかれたらいいじゃないか」とお話しされたことがありました．それを聞いて，私も「この硬いしこりがなくならなくても，普通に生きることができればいいや．ガンのことを気にするのはやめよう」と思いました．

　ですから，ガンの勉強もいっさいしなかったんです．いろいろ調べて情報が増えると，かえって怖くなって，悪い方に，悪い方に考えてしまうと思いました．何も調べず，勉強もしないで，気楽に過ごすことにしたんです．ガンの知識ゼロのガン患者は，珍しいかもしれません．

　ふだんは病気のことは忘れていて，健常者だと思っているんです．ただ，疲れてくると患部が痛くなるので横になるようにします．よっぽど疲れると首まで痛くなることもありますが，そうなる前に休むようにするとひどくならずにすみます．

　事務の仕事をしていますが，ガンになってから病気で休んだことは1度もありません．福田先生から，「無理するな．ストレスをためるな」と言われているので，仕事から帰ってきて，疲れていたら30分ぐらい横になってから家事をやるとか，体を休めることを優先して生活を調節しています．以前は人付き合いもまめにしていましたが，今は飲み会も不義理しています．働いてきちんと仕事さえこなしていれば，義理の付き合いはしなくてもいいかなと．余分なエネルギーを使うのをやめたら体も楽になりました．

休診中はおおいにさぼった

　休診になったときは，とくに心配しませんでした．先生がそんなに長く休まれると思わなかったので，転院も考えませんでした．休診が長引いても気にしないようにして，「そのうち再開できるだろう」くらいに考えていました．できるだけ悪い方に考えないようにというのを心がけていたんです．福田先生は，「ストレスをためないで，笑顔でいるのが一番いいよ」といつも言われてましたから，そのとおりにしていました．とにかく，くよくよ考えず，気楽に暮らそう，と．

　ですから，怒られてしまうかもしれませんが，爪もみは1日1回はしましたが，忘れてやらない日もありました．乾布摩擦は休診前までは真面目にやっていたのですが，休診になってからけっこうさぼっていました．

　「やらなきゃ，やらなきゃ」と思うと，性格的に追い詰められてストレスになってしまうので，手を抜きました．時々，体調が悪くなると，爪もみを念入りにやったり，「ちょっとこの辺こすっておかなきゃ」と乾布摩擦を何日か続けたりしましたが，調子が良くなると，ケロッと忘れてしまうんです．

　痛みが出ることもありましたが，深刻に考えず痛ければ休むというように過ごしていました．食事に関しては，「玄米がいいよ」と先生に言われて，しばらく玄米を混ぜて食べていたこともありましたが，結局，白米に戻って魚と野菜中心の食事をとっています．

　運動はほとんどしていません．でも，お風呂は長く入るようになりました．ガンになる前は5分くらいでしたが，今は30分は入っています．とくに患部の痛みがあるときは，ふだんより長めに入ります．血行が良くなると，痛みがとれて楽になります．寒いときや体が冷えてくると痛みが出ますが，お風呂に入ると治ります．先生は貼るカイロがいいというので，冬はカイロを胸に貼っていました．これは効きました．まったく痛みが違います．

3年ぶりの再会

　治療が再開したのは平成18年2月です．福田医院には主人も耳鼻科でお世話になっていて，その日は私も一緒についていきました．土曜日でしたから福田先生の診療日ではなかったのですが，たまたま先生がいらして再会できました．

　私の顔を見たとき先生はびっくりしたような顔をされました．言葉には出しませんでしたが，もう死んだと思われたようです．私の顔をじっと見て，「生きてたのか！」という表情を一瞬浮かべて，それから満面の笑みというのでしょうか，本当にとてもうれしそうな笑顔になられたんです．私は私で，言葉にはしませんでしたが，内心，「先生，共存できるって言ったでしょ」と思いました．私は先生がおっしゃった通り，ストレスをためずくよくよしないで暮らしていただけです．

　現在もとくに体調に変わりなく，マイペースで過ごしています．変わったといえば，顔色とか肌でしょうか．くすみがとれて，顔色が明るくなり肌もきれいになりました．最初の頃に比べたら，表情がずいぶん穏やかになったように思います．病気がわかった頃はぴりぴりしていて，顔もひきつっていたんです．

　今は気持ちも落ち着いていて，もうここまでくると，「簡単には死なないぞ」という気持ちです．治療をはじめて7年，「共存しているなあ」という感じがします．休診にはいる直前のときは月に2回くらい通院していました．その頃，リンパ球が1280台に下がっていましたから，もし無理に手術をしたら，どうなっていたかな，と思います．今年に入ってリンパ球比率が上がってきているので，この選択でよかった，と．はじめての治療の時，先生が「一緒に頑張ろう」と声をかけてくださった．だから，ここまで乗り越えてこれたと思っています．命がかかっていることですから，信頼関係なしにはやってこれません．先生には本当に感謝しています．

　家族にも感謝の気持ちでいっぱいです．主人の協力，家族の協力のお

かげで，今の生活が成り立っています．主人は本当に理解があり，この7年間，ずっと支えてくれました．「疲れたら休みなさい．無理しないでいいよ」と，いつも声をかけてくれます．今は休みの日に，主人と一緒に買い物に行くのが楽しみです．普通の生活ができることが一番幸せ．ありがたいことと思います（談）．

潰瘍性大腸炎

　潰瘍性大腸炎は大腸の粘膜にびらんや潰瘍が生じる病気であり，患者さんは下痢，腹痛，血便，粘液便，発熱，倦怠感などの症状に悩まされます．昭和50年（1975）に国の特定疾患（難病）に指定され，指定後の24年間で患者数は約60000人に達し，10代〜20代の若い世代を中心に増加しています．

病気の見方
　潰瘍性大腸炎は原因不明とされていますが，この病気の引き金は心身にかかるストレスです．ストレスで交感神経が緊張し顆粒球が増えると，活性酸素によって大腸の粘膜が破壊され，潰瘍やびらんが形成されます．実際，患者さんの血液データでは，健康人と比較して顆粒球の比率が大きく逸脱しています（図3-7）．
　この病気の治療で大切なことは，自律神経のバランスを整え，顆粒球を減らして組織破壊を食い止めることです．自律神経免疫療法を行い白血球のバランスが整ってくると，血便や腹痛などの症状も軽快し治癒に向かいます．
　潰瘍性大腸炎の薬物治療で用いられるサラゾピリンやペンタサ，ステロイド剤は，交感神経刺激薬です．症状を抑え込む力はありますが，組織破壊を

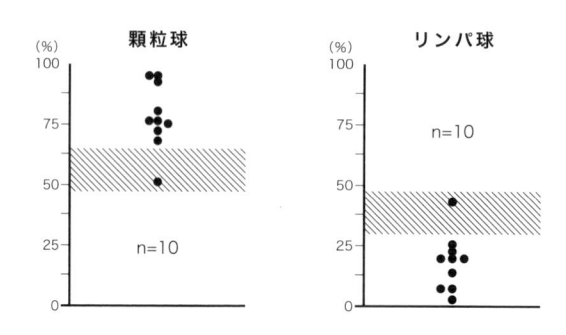

図 3-7　潰瘍性大腸炎患者の白血球の状態

促し治癒とは逆の方向へ持って行ってしまいます．潰瘍性大腸炎を治すには，これらの治療薬をやめることが必須です．

　薬をやめると下痢や腹痛など強烈なリバウンドが起こるので，十分に水を補給して脱水を予防することが大切です．脱ステロイドはさまざまな身体症状が現れるため，医師の管理下で行う必要があります．

　薬を長期に用いているケースでは，症状の改善や消失が見られても白血球のバランスはなかなか整わないことがあります．しかし，治療と並行して患者さんが食事に気をつけ，運動や乾布摩擦などを積極的に行うと体内に蓄積された薬物の排泄がスムーズになり，徐々に白血球のバランスも整っていきます．

15歳から闘病生活で「生きる力」を失っていたが，自律神経免疫療法に出会って完治する

症例　18歳　男性　学生
初診　平成12年10月4日

経緯 平成8年，15歳のときに腹痛，血便などの症状が現れ，総合病院で検査したところ潰瘍性大腸炎と診断されました．貧血がかなり進行していたため輸血を受け，その後1カ月入院して絶食をし高栄養点滴を受けながら，サラゾピリンによる治療を行いました．

退院後，1度サラゾピリンからペンタサに変えますが，下血がはじまったため再びサラゾピリンを服用．その後，2年間は無症状で過ごしました．平成10年春，下血と下痢，激しい腹痛のため動くことができなくなり，春休みを利用して3週間入院しサラゾピリンとプレドニン（1日量50 mg）による薬物治療を行いました．

プレドニンの副作用でムーンフェースになり，顔面にニキビができ，食欲が亢進して食事量が増え50 kgから65 kgに体重増．症状が落ち着き，プレドニンを10錠から3錠まで減薬するも下血が起こるため，服用量は6～8錠で足踏み状態に．

7月，他院にて「白血球除去療法」を受けましたが効果は得られませんでした．医師からは人工肛門を提案されますが，両親はそれだけはなんとか避けたいと免疫抑制剤，ステロイド剤，サラゾピリンの薬物療法を希望し3カ月入院して薬物治療を継続．退院後もいっこうに減薬できないことに母親が不安を感じ，平成12年1月，薬をやめ玄米と野菜を中心とした食事療法に変えました．

薬を中止した結果，日に20回以上も血便が出て激しい腹痛が起こるようになり，1カ月で10kg以上やせ体重は40kg台になりました．半年間，食事療法を続けましたが衰弱していく息子を見て，母親は「死んでしまうかもしれない」と不安になり，別の治療法を探し，雑誌で自律神経免疫療法を知り来院されました．

治療の概要 初回の問診時，患者さんの顔は蒼白で体はやせ細り，18歳だというのに若者らしい生気はまったくありませんでした．薬は半年前にやめていますが，依然として影響が残っており，手足は冷え切っていました．お

母さんによれば，中学からの闘病でご本人は治る希望を失い，「もう生きたくない」と口走るようになっていました．
　薬をやめてからの半年間，玄米菜食以外は口にしないという厳しい食事制限をしていましたが，食べ盛りの青年にとってはかなりのストレスです．私は，「治療が終わったら，家に帰るまでに何でも好きなものを食べていいよ」とアドバイスしました．長く食事制限をしてきた彼にとって，自由に食べて良いという指導は意外だったようで，驚いたようでした．
　食事制限が解かれたことがよほどうれしかったのか，治療後彼はお母さんと一緒にしばらく食べていなかったハンバーガーを食べたそうです．すると，食後に起こる腹痛がいつもの半分くらいの痛さですみ，私の治療に半信半疑だった彼が，そのハンバーガー屋で「この治療を続けたい」とお母さんに言ったそうです．
　3日後，2回目の治療を行った後，腹痛は完全におさまりました．治療は週2回のペースで進め，その後は幾度となく発熱や発疹を伴うリバウンドをくり返しながら，下痢の回数は減っていき2カ月後に止まりました．
　下血は程度は軽くなっていきましたが，完全に止まるまでに1年かかりました．治療開始後から食欲がもどり食事量が増え，はじめの3カ月で体重は元にもどり，半年間で身長は10cm伸びました．体調が良くなってから専門学校へ進学しましたが，性格も明るくなり，周囲の友人から「いつも楽しそうにしているね」と言われるようになったそうです．
　当院の休診をはさんで治療を再開しましたが，休診中もいたって元気に過ごしたようで下血，下痢，腹痛の再発は起こっていません．
　血液データは初診時から治療終了時まで，白血球のバランスは交感神経緊張パターンを示し，4年間使用してきた薬の影響が根強く残っています．リバウンドの最中は顆粒球が65〜77％に達し，リンパ球が激減します．彼の話では腹痛がなかったために，リバウンドはなんとか乗り切れたそうです．
　治療を重ね貧血も徐々に改善し，当初，17pgだったMCH（平均赤血球

血色素・男性のMCH値：28.0〜34.5pg）は，平成14年8月には23.4pg，平成16年1月には28pgと正常になりました．その後はやや正常値を下回っているものの，とくに問題はありません．

平成17年1月に治療を終えましたが，2年以上経過した今も，「先生，お元気ですか？」と時々顔を見せにきてくれます．25歳になった現在，細身ながらも青年らしい風貌になり，仕事にも意欲的に励んでいます．

表3-19 Wさん（18歳・男性）潰瘍性大腸炎 白血球データ H12.10〜

検査日	白血球数	顆粒球（%）	リンパ球（%）	リンパ球数	MCH (pg)
H.12.10. 4	4700	61.2	31	1457	17
H.13. 1. 4	4900	59.7	27.4	1343	18.4
H.13. 4.24	4800	58.4	33.6	1613	18
H.13.11.12	4600	61.7	29.4	1334	19
H.14. 2.18	4600	65.3	21.8	966	20.1
H.14. 5.10	5900	65.8	24.1	1416	21.5
H.14. 8.26	8000	71	21.9	1680	23.4
H.16. 1.26	4800	74.6	21.6	1008	28
H.16. 4. 8	7300	77.4	16.3	1168	27.6
H.16. 8. 2	6500	74.1	18.7	1170	25.3
H.16.12. 9	5500	72.8	21.3	1155	26.2
H.17. 1.14	6700	64.1	25.1	1657	26.6

アレルギー疾患
（アトピー性皮膚炎・ぜんそく・花粉症）

昭和30年代以降，アトピー性皮膚炎やぜんそくなどの子どものアレルギー疾患は，右肩上がりに増加しています．子どもにアレルギー疾患が多いのは，リンパ球が過剰であるためです．通常，4歳までは顆粒球よりリンパ球が多く，4歳から15歳くらいはリンパ球と顆粒球の割合が接近してきます．リンパ球と顆粒球が同じ程度あるというのは，リンパ球がかなり多い状態

です．その後，15歳から20歳ぐらいで顆粒球が増えはじめ，顆粒球54〜60％，リンパ球35〜41％の成人型の比率に落ち着きます．

　リンパ球が過剰になれば，異種たんぱくやハウスダストなどにたいして，アレルギー反応を起こしやすくなりますが，成長に伴って自律神経のバランスが整ってくると，リンパ球も減少しアレルギーは自然におさまってくるものなのです（図3-8）．

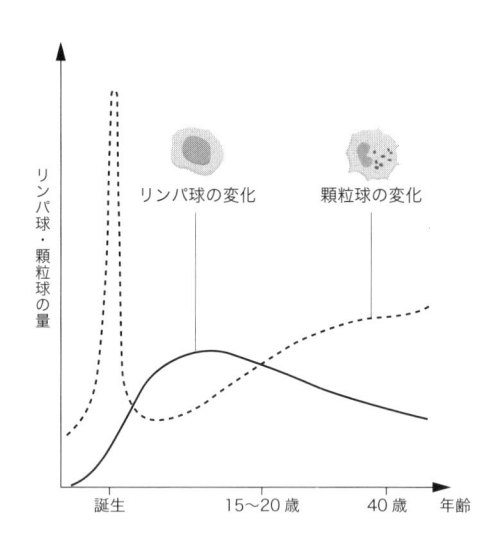

図3-8　年齢とともに変化する白血球のバランス

病気の見方

　本来，成長するにつれ自然に治っていた子どものアレルギー疾患が，近年，難治化したり，思春期になっても治らず重症化する傾向が強くなってきました．原因の1つとしては，空気や水，土壌の汚染，食品添加物や建築建材に含まれる化学物質の氾濫など環境因子があります．そしてもう1つの原因として，子どもたちをとりまくライフスタイルがあげられます．

現代の子どもたちに共通するのは過食と運動不足，親の過保護です．甘やかされリラックスしきった生育環境では，自律神経の針は大きく副交感神経に傾き，交感神経が十分に刺激されません．心身のメリハリを欠いた子どもたちは，過度に副交感神経優位になりリンパ球が過剰になって，わずかな外的刺激にも過敏に反応しアレルギー反応を起こします．こうした生活を続ける限り，副交感神経優位の体調から抜け出せずアレルギーもおさまらないのです．この事情は大人も同様です．暴飲暴食，運動不足によって副交感神経が優位になり過ぎ，成人後にアレルギー疾患を発症することが珍しくなくなりました．

　副交感神経が過度に優位になるとうっ血が生じ，体内にアレルゲンとなる物質や毒素が停滞します．体はこれを排泄しようと反応し，皮膚から排泄すれば皮膚症状に，呼吸器から排泄すればぜんそくや鼻炎という形になります．
　本人にとっては辛い症状ですが，これは体がみずから毒素を洗い流そうとしている治癒反応です．ここでステロイド剤や抗アレルギー剤，気管支拡張剤などを用いると，交感神経を緊張させ排泄能を低下させてしまい根治に結びつきません．アレルギー疾患に限りませんが，私は治療に際してステロイド剤の害を説明し薬をやめるようにアドバイスしています．
　治療で大切なことは症状を抑えるのではなく，自律神経の働きを整え血流を促して排泄能を高めることです．それまで体内に抑え込まれていた毒素やステロイド剤などの排泄が始まると，患者さんの具合は非常に悪くなりますが，このリバウンド（瞑眩）を繰り返すことで病気は治癒に向かいます．

成人は90％，10〜15歳では100％の効果

　福田医院で治療を行ったアトピー性皮膚炎の患者さん182名について，治療効果をまとめました．判定基準は次の通りです．

表 3-20　アトピー性皮膚炎患者の治療効果

著　効	有　効	効果なし	不明・中止
症状が消失し，皮膚がきれいになったケース．治療を完全に終了した人，現在も月に1度通院している人も含まれている．	手足の関節の裏などに，まだ少しカサカサが残っているものの，全体としては相当良くなっているケース．1年以内には完治が見込まれる．	皮膚のかゆみや湿疹，かさつきなどの症状がなくならず，皮膚もきれいにならないケース．	家庭の事情や転居などのために，治療を中断したケース．この中には，リバウンドが辛くてドロップアウトした患者さんも含む．

　全体で見ると182名中，「著効」は70名（39%）でした．年齢別では10歳未満がもっとも多く17名（44%），ついで成人49名（38%），10～15歳が4名（33%）でした．アトピー性皮膚炎は年齢が低いほど治りがいいのです．

　「有効」は，182名中91名．年齢別では成人が66名（55%），10歳未満が17名（44%），10～15歳が8名（67%）です．

　「効果なし」の患者さんは182名中10名（5%）います．患者さんの傾向として，「自分はもう治らない」とあきらめが強い人，経済的な悩みを抱えている人が多く，精神的なストレスが治療に影響しているという印象があります．

　著効・有効を合わせると，成人ではほぼ90%，10～15歳は100%，10歳未満では88%に達し，自律神経免疫療法による治療効果は高いといえます．

　成人の場合，治療期間はステロイド剤の使用期間に比例します．交感神経刺激薬であるステロイド剤を長期に使用すると血流障害が固定し，体内にステロイドが蓄積します．たまったステロイドを排泄しきるまで体は何度もリバウンドを繰り返し，この過程で白血球のバランスも大きく動きます．リバウンドの最中は，顆粒球が増加しリンパ球が大幅に減少して全身症状が悪化します．ステロイドの排泄が進むと白血球のバランスも整い，患者さんは目に見えて良くなります．

平成18年春以降，つむじ治療による自律神経免疫療法を行うようになってから，それまで3～4週間を要したリバウンドの期間が，1～2週間に短縮されました．治療中に生じることがあった白内障も，まったく起こりません．つむじ治療は頭部のうっ血を解消し，全身の血流を改善します．これによって毒素の排泄や組織の修復がスムーズになり，リバウンドの期間が短くなったものと考えています．患者さんの経過を観察していると，いままで治癒に5年以上かかった重症のアトピー性皮膚炎も，今後は3年前後で治癒するのではないかと期待されます．

子どもは年齢が低いほど治療期間は短い

　表3-21は，平成9～12年の間に治療を行った1～15歳までの患者さんのうち，著効の41例について1～5歳，6～10歳，11～15歳の3群に分け治療期間についてまとめてみました．

　治療期間は年齢が低いほど短いといえます．あくまで平均値であり個人差はあるのですが，1～5歳は13カ月，10～15歳はその倍の26カ月になっています．年齢が上がるほど治療期間が長くなるのは，ステロイド剤など薬物治療が影響しています．ステロイド剤を使っていない場合でも，受験勉強や学校での対人関係などのトラブルなどでストレスを抱えていると，慢性的な交感神経緊張状態になり，治療に時間を要します．

　治療前と治療後の白血球の変化を見ると，治療後の白血球のバランスは年齢に応じた比率に近づいているのがわかります．自律神経のバランスが整うと，体が一番求めているところに白血球バランスがしっかり落ち着きます．こうした動きを観察するたびに，体のしくみの不思議さ，素晴らしさを感じます．

表3-21　年齢別平均治療期間

1～5歳	6～10歳	11～15歳
13カ月	17カ月	26カ月

脱ステロイドを 30 歳で決心，仕事をやめ治療に専念

症例 1 成人のアトピー性皮膚炎 34 歳 女性 主婦 （参照・体験談）
初診 平成 17 年 3 月
経過 幼少時にアトピー性皮膚炎になり，母親に伴われて複数の皮膚科を受診し，ステロイドの外用剤を処方されます．家庭療法として食事や水に気をつけるなどしましたが，効果は見られず，症状は良くなったり，悪くなったりをくり返していました．かゆみや乾燥がひどいときはステロイド剤を塗って対処できたため，ご本人はアトピーのことをさほど心配していなかったといいます．

　10 代半ばには症状は改善し，かゆみや皮膚の乾燥などもさほど気にならない程度になりました．しかし 20 代半ばを過ぎた頃から，皮膚の状態は急激に悪化．皮膚がくずれ浸出液がにじみ出し，激しいかゆみが続くなど仕事にも差し支えるようになりました．当時の仕事は残業や休日出勤が多く，睡眠時間も削るような生活だったことが一因ではないか，とご本人は考えています．

　病状が悪化した時期は，ガンで入院していた実母の看病の時期とも重なっており，心身にはかなりのストレスがかかっていました．実母が亡くなった後，治療に通える余裕ができ，プレドニンと漢方を併用して体質改善を図る医師の元で治療を開始しました．

　皮膚症状は悪化する一方で減薬する見通しはまったく立たず，手足の冷え，悪寒，生理痛，頭痛，肩こり，めまいなどの症状が現れ，ステロイド剤の恐ろしさを実感．子どもを望んでいたこともあり脱ステロイドを決心し，30 歳で仕事をやめ治療に専念．1 年かけて，プレドニンを 1 日に 3 錠から 1 錠まで減薬しましたが，最後の 1 錠が切れず症状も悪化したまま．親戚より「爪

もみ」を勧められたことがきっかけで自律神経免疫療法を知り，当院を受診．平成17〜18年後半までは治療は週に1回，それ以降は2週間おきに治療．

治療の概要　アトピー性皮膚炎は副交感神経優位で発症しますが，大人では長期にステロイド剤を使用しているために，激しい交感神経緊張状態になります．この方の場合も，ステロイド剤の外用，内服を続けたため強い血流障害が認められました．

初診時から現在（平成19年7月）に至るまで，白血球のバランスも交感神経緊張状態を示しています．リンパ球が急激に減少している時期はリバウンドの最中であり，このときは顆粒球，好酸球が増加するというパターンを示します．（表3-22）

初診時の症状は，全身のかゆみ，冷え，顔のむくみなどで，全身の皮膚は赤黒くじゅくじゅくとしており，傷から浸出液がにじみ出していました．大きなリバウンドは平成17年4〜6月，同年10月〜平成18年3月の2度ありましたが，家族が非常に協力的で身のまわりの世話をしてくれていたため，ご本人も過酷な時期を乗り越えることができました．

1回目のリバウンドは初診後間もなく起こりました．皮膚がくずれ，浸出液が噴出し，浮腫が進み，冷え，かゆみが激しさを増し，1日の睡眠時間は2時間程度．体を動かすことができず，終日，ソファに寄りかかっているという状態が2カ月続きました．リンパ球の比率が21.4%から9.5%まで落ちていることからも，リバウンドの激しさがわかります．

顆粒球が増加すると白血球総数も多くなり，化膿性の炎症が生じやすくなります．この方には平成18年半ばまで注射針で治療しており，治療をはじめた当初は針を刺した箇所のいくつかで炎症が起こりました．

4月には生理が止まりました．5月，かゆみが多少弱まり，睡眠もとれるようになっています．この時期は皮膚の落屑，脱毛が起こっていました．夏場は結膜炎や目の周囲にヘルペスができるなど不安定でしたが，精神面では安定し近所へ買い物に出かけられるようになっています．この時期，ややリン

パ球の比率も上がっています．9月には食欲がもどり体重は3kg増えました．

　10月から平成18年3月に2度目のリバウンドがあり，この間はリンパ球は10%台まで落ち込み，全身のかゆみや皮膚の炎症，浸出液の分泌，不眠の他に，血圧が低下しました．3月以降，皮膚の傷もふさがり，色は浅黒いものの表面はなめらかで，じゅくじゅくした感じはなくなりました．10月には体重が2kg増え体調も良好で，12月には妊娠5週目と判明しました．しかし，リンパ球が10%台では妊娠の維持は困難で，7週目に自然流産に至りました．

　平成19年に入ってから，リンパ球の比率は15.7% → 17% → 18%と上昇傾向を保っており，体調も安定しています．皮膚はかさつくもののゴワゴワとした厚みがなくなり，全体として薄くなめらかになりました．

　アトピーの患者さんに共通しているのは，皮膚の色が黒→赤→白の順で治癒に向かうことです．はじめは真っ黒だった皮膚が，リバウンドで炎症を起こすと真っ赤になり，炎症が鎮火すると皮膚の色が一段白っぽくなります．皮膚の落屑が起こった後も，ちょうど脱皮したかのようにくすみが一段薄くなります．そうやってリバウンドで赤くなっては，白っぽくなるをくり返し，最終的に正常な皮膚の色になります．この患者さんも，2度目のリバウンド後，皮膚の色はかなり白っぽくなりました．

　平成19年7月現在，軽いリバウンドは起こりますが，冷えもなくなり，生理痛も消失しています．血流障害の改善は基礎体温にも現れており，治療を開始して半年ほどで高温期が上昇し，1年後には低温期が上昇しています（表3-22）．

　体力も回復したことから，ご本人は短時間のパート勤務を希望し仕事を探している最中です．仕事に出ることで精神的にメリハリがつくので，無理のない範囲で働くことは私も賛成しています．体内のステロイドをすべて出し切って，リバウンドから抜け出たときリンパ球の比率も，より安定して上がってくるものと思われます．今後はリンパ球の推移を観察しながら，妊娠の

時期をはかっていくことになります．

表 3-22　Nさん（34歳・女性）アトピー性皮膚炎　白血球データ　H17.3〜

検査日	白血球数	顆粒球（％）	好酸球（％）	リンパ球（％）	リンパ球数
H17. 3	11000	55.9	14.2	21.4	2354
H17. 4	19900	65.9	20	9.5	1791
H17. 5	20300	50.4	32.8	12.7	2578
H17. 7	9600	39.3	33.9	20	1920
H17. 8	8200	59.4	12.5	21.8	1787
H17. 9	9500	65.6	10.1	17.5	1662
H17.11	13900	66.7	14.6	13.5	1876
H18. 1	17500	54	31.1	10.1	1750
H18. 3	15400	56.4	27.2	10.3	1540
H18. 9	14100	60.2	22	10.9	1551
H19. 1	9600	64.1	13.8	15.7	1507
H19. 3. 5	11100	73.2	9.4	17	1887
H19. 7. 5	9000	67.7	13.9	18	1620

基礎体温

	低温期℃	高温期℃
H17 .3	35.8〜35.9	36.5〜36.7
H19 .3	36　〜36.2	36.7〜36.9

乳児期からのアトピー性皮膚炎を治す

症例2　小児のアトピー性皮膚炎　8歳　女児　（参照・体験談）

初診　平成17年10月17日

経過　生後3カ月から皮膚がかさつき，あかぎれのような傷ができるようになったことから皮膚科を受診．アトピー性皮膚炎と診断され，状態が悪くなったときだけステロイドの外用剤を使用するようになります．1歳過ぎからぜんそくも発症．かぜから肺炎になったのをきっかけに，1歳2カ月から抗アレルギー剤を服用するも効果がなく，薬は飲んだり飲まなかったりという状態でした．

　3歳，アトピー性皮膚炎が悪化．皮膚が裂けたように切れるようになり，

かゆみ,痛みも増してステロイド剤が手放せない状態になります.5歳になった時,母親がステロイド剤の中止を決意.5カ月間,薬を完全にやめて健康食品などをとらせて様子を見ますが,足を中心に全身の皮膚がワニ皮のように硬化し,裂けた箇所から膿がおびただしく出るようになって対応しきれない状態になり,自律神経免疫療法を希望して来院しました.

治療の概要　子どもはリンパ球が多いのが普通ですが,それでも50%近くあるのは過剰であり,バランスを欠いた状態といえます.副交感神経が過度に優位な状態ではうっ血が起こり,刺激物質がいつまでも体内に停滞します.ステロイドが排泄されるまで,体は反応し続けるため皮膚炎が増悪したように見えるのです(表3-23).

表3-23　Tさん(9歳・女児)小児のアトピー性皮膚炎　白血球データ　H17.10〜継続治療

検査日	白血球数	顆粒球 (%)	リンパ球 (%)	リンパ球数
H17.10.17	5700	42	45	2565
H18. 4.25	4300	35	51	2193
H18. 9.27	5200	33	50	2600
H18.11.28	4900	41	43	2107
H19. 6. 9	5500	41	49	2695

　このようなケースでは,生活指導が非常に重要な意味をもちます.子どもの場合,外でしっかり遊ばせて交感神経の働きを促し,乾布摩擦などで血流の改善を図るだけでも,自律神経のバランスが整いリンパ球の比率も正常になってアレルギー反応が起こりにくくなるのです.お母さんとお子さんには爪もみなど家庭療法をしっかり行うこと,運動で汗を流させるなどを指導し,週1回,磁気針による治療を行いました.リバウンドを何回か繰り返し,平成18年末からはリンパ球の比率も落ち着きつつあります.平成19年7月現在,真っ黒だった皮膚は健常人の肌色にもどり,かゆみもほぼ消失しています.

このケースでは，お母さんの「ステロイド剤を使わないで子どもの病気を治したい」という意志が強く，リバウンドで皮膚の状態が悪くなっても冷静に見守り，爪もみや体を温めるなどの養生に励みました．また，お子さんには治療の痛みを我慢する強さがあり，こうしたことが治癒を促す要因になっています．

　治りが悪いケースに共通しているのは，親の甘やかしです．リバウンドを心配しすぎるあまり，親が「かわいそう」という態度をとると，子どもは親に頼り切って自分で治そうという自立性が乏しくなり回復を遅らせます．アトピー性皮膚炎に限らず，子どもを治療する場合は，過保護にならないようまず親御さんを指導する必要があります．

2歳男児の気管支ぜんそくを自律神経免疫療法で完治

症例3　気管支ぜんそく　2歳　男児
初診　平成13年3月
経過　生まれて間もなくアトピー性皮膚炎になり，2歳からぜんそくを発症しました．発作が起こると呼吸困難になり，そのたびに1週間は入院するという状態でした．気管支拡張剤を使用して発作の予防を図りましたが，1年間使ってもぜんそくが良くなる様子が見られないため，お母さんは薬をやめてぜんそくを治す方法を探し，自律神経免疫療法を希望して来院されました．
治療の概要　ぜんそくのお子さんは，アトピー性皮膚炎やアレルギー性鼻炎など，複数のアレルギー性疾患を併発している例が少なくありません．このお子さんも，初診時はぜんそくの発作とアトピー性皮膚炎のかゆみで非常に辛そうでした．

3歳ではリンパ球数が3200〜3800/mm^{3}くらいありますが，この子の場合，1820/mm^{3}と半分程度しかなく，顆粒球が75%と異常に増加していました．1年間使用してきた気管支拡張剤は交感神経刺激薬であり，その影響が現れているものと思われます．当然のことながら血流が悪く，顔色は青黒くくすみ，体は冷え切っていました．

　注射針は痛がるのでレーザで行い，週1回通院していただき，家庭では乾布摩擦などを行うようにアドバイスしました．お母さんの話では，発作がひどくなると呼吸が止まったかのようになり，本人はもがき苦しむ状態でした．自律神経免疫療法をはじめてからは，そのような重い発作が起こりにくくなったということです．

　このケースでは反応が早く，1カ月ほどで白血球のバランスもよくなっていきました．治療を開始してから何度も発作は起こっていますが，お母さんが電子針で井穴や胸の周辺を刺激したところ，発作を和らげられるようになりました．家庭で発作をある程度コントロールできるようになり，発作も重症化しなくなったことから，お母さんも発作にたいして落ち着いて対処できるようになったといいます．

　ぜんそくは10カ月ほどでほぼ完治にこぎつけましたが，アトピー性皮膚炎はなかなか良くならず，皮膚が切れ傷口から浸出液が漏れ出てくるという状態が続きました．過去に発作で入院するたびに，ステロイド剤の点滴を受けていたことが影響していると思われます．

　治療を開始して1年近く経った平成14年2月，顆粒球が激減しリンパ球の比率が53%まで上がり，リンパ球数は5000/mm^{3}近くになりました．子どものリンパ球が多いといっても，これは多すぎます．この子の場合，自律神経のバランスが交感神経側に振り切れた状態になり，このゆがみを修正するために副交感神経が過度に優位になってリンパ球が激増したものと思われます．その後，3カ月間リンパ球数は，4500〜4900/mm^{3}を推移し，6月以降，3400〜3900/mm^{3}になりました．

同年，私が体調をくずして休診となったため治療は中断し，平成15年に治療を再開．皮膚のかゆみがなかなかおさまらなかったので，治療をレーザから注射針に変えたところ劇的に反応し，1週間ほどでかゆみや皮膚のただれは解消しました．注射針の方がレーザよりも自律神経を揺さぶる力が強く，いい反応を引き出せたものと思われます．好転してからは，顆粒球45％，リンパ球35％，リンパ球数3290／mm^3と，子ども本来のバランスになりました．その後はかゆみの強いときなどに来院していましたが，症状も落ち着き治療を終了しました．

表3-24　Kくん（2歳・男児）気管支ぜんそく　白血球データ　H13.3〜

検査日	白血球数	顆粒球（％）	リンパ球（％）	リンパ球数
H13. 3. 5	14000	75	13	1820
H13. 4. 2	11100	54	35	3885
H14. 2. 5	9400	29	53	4982
H15. 6.21	9400	45	35	3290

関節リウマチ

体の多くの関節に炎症が起こり，関節の腫れ，こわばり，痛みが生じる病気です．進行すると関節が変形し機能障害が起こります．30歳以上の人口の1割にあたる人が罹患し，男女比では1：2の比率で女性に多く見られる病気です．

病気の見方
現代医学では，リウマチの病因は不明とし，過剰な免疫反応によって生じる自己免疫疾患ととらえ，ウイルス感染や遺伝的素因が引き金になり発症す

ると考えています．しかし，この病気の真の原因はストレスです．

問診で発症前の生活をたずねてみると，経済的な心配や家族の病気，過労など，心身に長期にわたるストレスがかかっていることがわかります．実際，リウマチ患者さんの血液を調べてみると，正常範囲を大幅に超える顆粒球が存在しリンパ球の減少が認められます．また，関節液中の白血球は，その98％が顆粒球で占められているのです．顆粒球は細菌のいる箇所では化膿性の炎症をつくりますが，無菌の関節内では活性酸素を放出して組織を破壊します（表3-25）．

表3-25　リウマチ治療前後の白血球の変化　　平均年齢64.75歳，女18名，男2名

	治療前	治療後
白血球（個／mm³）	7840	7180
顆粒球（％）	69.1	64.9
リンパ球（％）	28.4	32.3
リンパ球数（個／mm³）	2227	2319
CRP（mg／dl）	1.53	0.77

（平均治療期間 9.65カ月）

治療で大切なことは，体をよく温めるよう養生することです．あわせて自律神経免疫療法を行うと，白血球のバランスが整って血流が良くなり，リンパ球が増えるにしたがって痛みや関節のこわばり，腫れなどの症状が改善していきます．関節の変形は治らなくても，痛みのない正常な日常生活を送れるようになるので，患者さんが「不治の病」と思いこまないよう励ましています．

平成12年から19年までの患者さん12名について治療効果を，次頁の判定基準（表3-27）に基づき調べたところ，「治癒」3名,「著効」5名,「中断」4名でした．中断4名のうち「著効」の1名は当院の休診がきっかけで来院されなくなりました．その他は治る過程で生じるリバウンドに堪えきれなかった方1名,症状が悪化してやめた方1名,不明1名です．「治癒」と「著効」を合わせると8名（67％）で，治療の有効性を示しています．

第3章　自律神経免疫療法　治療の実際

表3-26　リウマチ患者12名の治療判定内訳

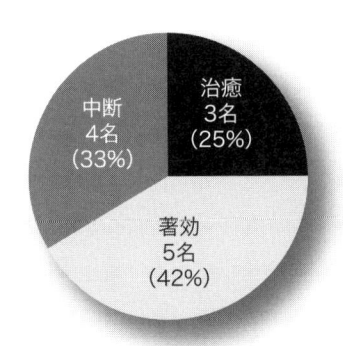

- 治癒　3名（25%）
- 著効　5名（42%）
- 中断　4名（33%）

中断4例の中断前の治療判定内訳

著効	リバウンド	悪化	不明
1	1	1	1

リウマチ患者8名（治癒・著効）の治療年数別人数

治療年数	治癒	著効
1年未満	1	
2年未満		1
3年未満	1	
4年未満		1
6年未満	1	
7年未満		3
合計	3	5

表3-27　リウマチの判定基準

治癒（完治）	著効	リバウンド
①リンパ球の割合がおおむね35～41%あり，リンパ球数が1800～2000／mm³以上ある． ②痛み，腫れは消失． ③食欲がある． ④肌がきれい． ⑤冷えがとれている． ⑥体調が良く元気である．	①リンパ球の割合はおおむね35～41%あり，リンパ球数が1800／mm³以上ある． ②腫れはなく，痛みもほとんどない． ③食欲がある． ④肌がきれい． ⑤冷えがとれている． ⑥体調が良く元気である．	①リンパ球の割合は25%以下，リンパ球数1300未満． ②痛み，腫れが強くなる． ③肌の色がどんどん悪くなる． ④食欲がない． ⑤元気がない． ⑥冷えが強い． ⑦うっ滞が強い．

137

この8名が治療に要した期間は，1年未満〜7年未満と幅が広く，8名中5名は6年未満になっています．ステロイド剤など薬物の使用期間が長い人ほど，治療期間が長引く傾向があります．1年未満で治癒した患者さんは症例2で紹介します．

膝の痛みでほとんど歩けない状態から回復した

症例1　63歳　女性　主婦
初診　平成14年5月
経緯　平成13年の9月より手足の関節のこわばり，痛み，手のむくみに悩まされるようになりました．膝の痛みがとくに辛く，日によってはほとんど歩けないこともありました．同年7月，夫が末期ガンで入院．連日，早朝から夜まで病院で付き添うようになり，症状はさらに重くなっていきました．

　10月，手指がパンパンに腫れたため，検査したところ関節リウマチと判明し，抗リウマチ薬を服用．12月，5カ月の闘病の末に夫が亡くなってから，病状はますます悪化し，指が腫れて冷蔵庫のドアを開けることも，水道の蛇口をひねることもできないほどになりました．

　翌年の平成14年にステロイド剤を服用しました．しかし，膝の痛みは改善せずほとんど歩けず，家事もできないような状態になったため3月に薬をやめ，自力で治そうと考えます．自律神経免疫療法でリウマチを治した知人の話から当院を知り，5月，受診に至りました．
治療の概要　この方の場合，数カ月に及ぶ夫の看病と死別のストレスで，発病したものと思われます．長く体の痛みを抱えてきたためか，患者さんは疲れ，やつれ果てており，食欲不振と体の冷えを訴えておられました．白血球

のバランスは，白血球数 5000／mm^3，顆粒球 69%，リンパ球 24% で交感神経緊張状態を示しており，CRP は 8.5（正常値は 0.19 mg／dℓ 以下）と高値でした．

　初回の治療後，私が「廊下を歩いてごらんなさい」と言いますと，ご本人は「無理だ……」という表情を浮かべました．それというのも，来院時は地面に足がつくと激痛が起こり，膝関節がこわばって自由がきかないため，おそるおそる足を運びよろけるように歩いてきたからです．

　しかし，実際に廊下で歩いてみると，足が軽々と上がったため患者さんは驚いていました．この体験が励みになったらしく，その後，リバウンドで最悪の体調になったときも，この方は「絶対治す」という気力を失いませんでした．

　患者さんには爪もみを毎日行うよう指導し，治療は週1回行いました．治療開始からまもなくリバウンドが起こり，痛みは治療前よりひどくなりました．物はつかめず，首は回らず，寝返りもできず，数センチの段差も降りられないという状態が1カ月続きました．

　しかし，患者さんはこのような最悪のときでさえ，ゴミ出しの日には生ゴミの袋を引きずって，ゴミ置き場まで行ったそうです．「ここで負けたらだめだと思い，リハビリのつもりでやりました」とのことです．

　こうした努力の甲斐あって，治療開始3カ月後の7月には，膝の痛みが改善されました．痛みは残っていましたが，足を引きずるような歩き方ではなくなりました．白血球の総数は 5100／mm^3，顆粒球 63%，リンパ球 30%．顆粒球が若干減り，リンパ球が増加して比率に改善が見られ，CRP も 0.1 まで下がりました．

　膝の痛みが軽快した後，3カ月間，夜間に大量の寝汗をかくようになり，寝汗が出なくなった後は，やはり3カ月間は強烈な体のかゆみに悩まされます．これは5カ月間使用したステロイド剤を排泄しているリバウンドと考えられます．自律神経免疫療法を行うと副交感神経が優位になり，排泄反

応も促されるのです．体が排泄しようとしているものを，出し切ってしまうと治癒が見えてきます．

この方の場合もリバウンドを断続的にくり返し，治療開始後半年ほどで膝関節のこわばりも軽くなり，関節を自由に動かせるようになりました．手の指のむくみも完全におさまり，もとの太さになりました．平成15年3月頃には正座もできるようになり，食欲が戻って顔色も健康的な肌色に戻りました．平成16年春に治療を終了するまでの間，顆粒球は58〜61％，リンパ球は32〜40％で推移し，CRPも正常値を維持しました．このケースではご本人の頑張りと，ステロイド剤の使用が5カ月間と比較的短期であったことが治癒のスピードを加速させました．

表3-28 Kさん（63歳・女性） リウマチ 白血球データ H14.5〜

検査日	白血球数	顆粒球（％）	リンパ球（％）	リンパ球数	CRP
H14.5	5000	67	24	1200	8.5
H14.7	5100	63	30	1530	0.1

ステージⅡのリウマチ症状を8カ月で完治

症例2 47歳 女性 レストラン経営 （参照・体験談）
初診 平成18年6月13日
経緯 平成15年より右手指がこわばったり，小指が腫れたりして，指を曲げ伸ばしすると痛みが出るようになりました．しばらくして，二の腕から手先まで左右対称に手が痛くなり，起床時に両手がこわばるようになりました．その後，体のあちこちが腫れたり，痛んだりするようになりましたが，さほど深刻に考えず病院にも行かずじまいでした．

しかし，ある時から上半身に限られていた痛みが，下半身に広がったため

不安になり検査したところ，リウマチ反応が確認され，ステージⅡ（中程度：軟骨や骨に軽い破壊が認められ，関節周辺の筋萎縮やリウマチ結節など関節外の組織に変化がある）と診断されました．女性は夫と経営しているレストランで給仕を担当し，他に従業員がいないことから仕事を休むことはできず，診断が確定した後も，手足の指が痛むときは鎮痛剤（NSAIDs）でしのいで仕事は続けていました．

　平成17年，旅行をきっかけに病状が悪化．手の痛みが激しくなって力が入らず，ペットボトルのキャップも開けられなくなりました．また，膝下から足首までが象の足ほどにむくむようになりました．鎮痛剤で痛みを抑えるものの，効果が切れてしまうと，動くことも眠ることもできないという状態になりました．担当医からは抗リウマチ薬の服用を提案されましたが，薬を使う前に自律神経免疫療法を試みたいと来院されました．

治療の概要　初診時，患者さんの手指のこわばりは強く，体は冷え切っていました．膝から下の浮腫が激しく，くるぶしは埋まって見えなくなっていました．つむじ治療による自律神経免疫療法を行ったところ，治療後に体からしたたるほど発汗しました．「ふだんはほとんど汗をかかないので，こんなことはじめてです」とご本人は驚いていました．

　この方の場合，長期に鎮痛剤を使用していた割には，白血球のバランスは顆粒球60％，リンパ球36％と正常な範囲にあり，リンパ球も2232／mm^{3}と理想的な数だったので，治りはいいものと予測できました．治療を進めていく過程で，リバウンドを起こしているときは顆粒球が70％と増加しましたが，それでもリンパ球数は1800／mm^{3}を超えており免疫力は保たれていました．

　このようにリンパ球数が多いケースでは，自律神経のバランスが整い，血流が良くなりさえすれば痛みや関節のこわばりなどの諸症状は解消していきます．この方の場合，日常生活で徹底的に体を温め体温を上げることが治癒を促す決め手になります．体温が上昇すると，その刺激で副交感神経が優位

になりさらに血流が良くなるというようにいい循環を作ることができるのです．患者さんにはカイロなどを使って，体をしっかり温めるよう指導し，治療は週1回のペースで進めました．

このケースではきわめて良好な経過をたどり，治療を開始して2カ月ほど経った7月には手足の痛みがやわらぎ，階段の上り下りも楽になって，日に3錠服用していた鎮痛剤は1錠に減りました．その頃は低気圧になると足の痛みがひどくなりましたが，9月にはいると天候の影響も受けなくなり鎮痛剤をやめることができました．11月には手，足，膝などの痛みは消失し，病気発症前の生活を取り戻しています．平成19年2月，足の浮腫は完全になくなり，痛みもないことから治療を終了しました．

治療期間わずか8カ月という異例の速さで治癒した最大の理由は，患者さんのがんばりです．体験談をお読みいただけるとわかりますが，治療当初から「自分ができることはなにか」を考え，体を温める工夫をし乾布摩擦やマッサージに励んでこられました．リウマチの患者さんは，強い痛みのために行動が制限され，気持ちも沈みがちになります．この方も痛みにはさんざん苦しめられてきたはずですが，マイナス思考におちいることなく前向きに治療に取り組みました．患者さんの治そうという気力と，こちらのサポートが合致したとき最大の治療効果を引き出すことができます．

表3-29　Hさん（47歳・女性）　関節リウマチ　白血球データ　H18.6〜

検査日	白血球数	顆粒球（%）	リンパ球（%）	リンパ球数
H18. 6.13	6200	60	36	2232
H18. 8.30	8400	70	22	1848
H18.11.29	5700	54	35	1995
H19. 2.20	9200	74	18	1656

パーキンソン病

　パーキンソン病は体がスムーズに動かせなくなる病気で，4つの特徴的な症状——振戦（手足のふるえ），無動（動作が鈍い，遅い），筋拘縮（筋肉のこわばり），姿勢反射障害（転倒しやすい，姿勢を保てない）を伴います．脳血管障害や薬物などが原因でパーキンソン病と似た病態を示すことがままあり，その場合はパーキンソン病とは区別され，脳血管性パーキンソニズム，薬剤性パーキンソニズムと呼ばれています．

　パーキンソン病では日常のごく普通の動作をすることが困難になり，最終的にはほとんど動けなくなってしまいます．その原因は，ドーパミンを分泌する脳の黒質の神経細胞が減少し，ドーパミンの分泌量が低下するためです．ドーパミンは運動の制御にかかわる物質であり，パーキンソン病の人の脳内ではドーパミンの著しい減少が確認されています．現在のところ，黒質が変性する原因は不明とされています．

病気の見方

　パーキンソン病も他の病気と同様に，自律神経の乱れによって発症すると私は考えています．黒質の変性には活性酸素がかかわっていると言われていますが，まさに＜交感神経緊張→顆粒球の増加→活性酸素の過剰産生による組織破壊＞の流れと符合します．

　パーキンソン病の患者さんを観察していると，猪突猛進のところがあり，これと決めると一途に頑張るところがあります．ストレスを抱えたまま無理を続け，慢性的な交感神経緊張状態によって病気を発症させているものと思われます．

　抗パーキンソン病治療薬も，病気を治癒から遠ざけている原因です．治療

薬にはいくつかの種類がありますが，主力になっているのはLドーパ含有製剤です．この薬はドーパミンを増やす働きがある一方で，交感神経を刺激して顆粒球を増やすことに加担します．ドーパミンを補充すれば脈拍や血圧が上昇し血流も促進し，一時的に症状は軽減されますが，薬剤そのものが病気の進行を促し難治化させる原因になっているのです．この矛盾はLドーパ含有製剤に限ったことではなく，他の治療薬も交感神経の緊張を促す作用があることに変わりありません．

これまでに何人かの治療を行ってきましたが，パーキンソン病はガンよりも治療困難と感じており，まだ治癒に至った方はいません．しかし，自律神経のバランスを整え，血流が良くなると筋肉のこわばりが改善され動きがスムーズになり，ほとんどの人が薬をやめて通常の日常生活を送れるようになります．

今後もつむじ治療による自律神経免疫療法を実践し，工夫を重ねることで，治癒を手助けするための糸口を見つけたいと考えています．パーキンソン病患者さんの治療の様子をDVDに記録しましたので参考にしてください．

患者さんは昭和23年生まれでフリーライターをしている男性です．20

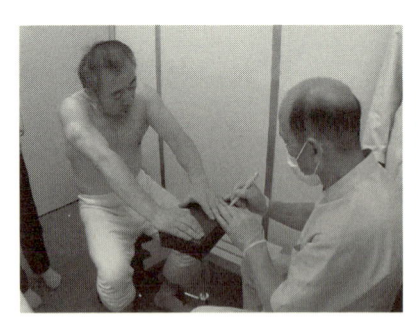

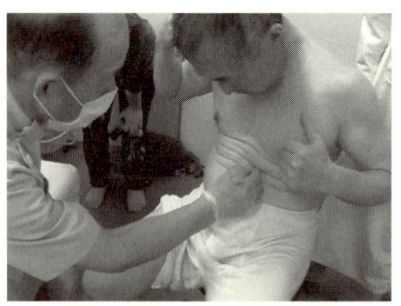

写真3-4　パーキンソン病の治療の実際

年前にパーキンソン病の診断をくだされ,以来,病気と共存してきました.病状が悪化したのは,平成9年に交通事故にあい内臓破裂の重症を負ってからです.九死に一生を得たわけですが,オン・オフ[注2]状態がはっきりするようになりました.家族に支えられながらパーキンソン病と闘っています.

免疫治療で症状も安定,減薬を試みる

症例 56歳 男性 会社経営 (参照・体験談)
経過 平成12年に発病.手のふるえやうつ症状,不眠などが現れるようになり,デパス(精神安定剤)を服用.平成13年に自律神経免疫療法を希望して来院.
治療の概要 初診時,患者さんはパーキンソン病特有のぼんやりした顔貌になっており,体が冷え,手のふるえがありました.自律神経免疫療法を行ったところ,その日から熟睡できるようになり,体も温まって,安心感を得たといいます.

この方の場合,白血球のバランスは悪くなく,治療を続けていけば治癒も見込めるのではないかと予測しました.デパスは交感神経を緊張させる働きがありますが,それにもかかわらず白血球のバランスがいいのは薬の影響に負けないだけの体力があるためと思われます.

週1回の自律神経免疫療法を行い,その後は手のふるえも軽くなり小康状態を保っていました.白血球のバランスも正常な範囲におさまり,リンパ球は2000〜1600/mm^{3}台で推移していました.

平成14年秋以降,私の休診のために治療ができなくなりましたが,私の

注2 オン(薬の効いている状態),オフ(薬の効いていない状態).

体調が少し持ち直してから間欠的に何度か治療を行い再開を待っていただきました．しかし，この間にふるえが悪化し，手術を試みたものの効果は1年ほどでなくなり，歩行困難も起こすようになり，Lドーパ剤と，ドーパミン受容体刺激薬を服用するようになります．

平成17年秋，治療を再開した当時は薬で症状を抑えている状況でした．薬をやめるようにアドバイスしましたが，ご本人の不安が強く薬をやめることができません．12月，突然，症状が悪化して動けなくなるというハプニングに見舞われました．春にまた急に動けるようになったので，一種のリバウンドと考えられました．

平成17年は百会を起点に治療していましたが，平成18年春以降，つむじ治療に切り替えてからは，体調も安定し経過は順調です．普通の人に比べて多少動作はゆっくりですが，ふるえもほとんどありません．目元もしっかりしてきて，顔が引きしまってきました．

治療再開後の血液データでは，白血球のバランスはおおむね悪くありませんが，休診前のデータに比べリンパ球は減少傾向にあり，治療薬の影響と思われます．ご本人が薬をやめる気になれば，リンパ球も増加し治癒力を高めることができるので，患者さんには減薬からでも試みるようアドバイスを続けています．

表 3-30　K.Kさん（56歳・男性）　パーキンソン病　白血球データ　H13.1〜治療継続

検査日	白血球数	顆粒球（%）	リンパ球（%）	リンパ球数
H13. 1.15	6700	62	30	2010
H13. 6.19	7000	62	29	2030
H13.12. 3	5200	55	37	1924
H14. 3. 4	4600	57	36	1656
H14. 7. 1	5800	57	33	1914
H17. 9.20	4800	62	32	1536
H17.12. 7	5800	78	18	1044
H18. 3.15	4700	62	31	1457
H18.10.18	4500	61	31	1395
H19. 1.10	5200	62	30	1560

うつ病

　うつ病では，抑うつ気分，焦燥感，不安感などの精神症状や，食欲低下，不眠，便秘などの身体症状，思考や行動の抑制など複数の重篤な症状が現れます．うつは，心や体に強いブレーキがかかっている状態であるため，考えごとをしたり行動する際，思うように前に進めません．ご本人にとってたいへん歯がゆいことであり，苦悩が深くなります．

病気の見方

＊気の詰まりが原因

　うつ病の患者さんはもれなく頭部に強いうっ血が認められ，中にはゴム風船とみまがうほど頭がぶよぶよになっている方もいます．私自身がうつを経験しているのでよくわかるのですが，これは気が詰まって全く流れなくなっ

ている状態で，赤ら顔になっています．

　私たちは生きていく中でさまざまな負の感情——不安，悲しみ，焦り，怒り，後悔，自責の念，失望，羞恥の念などを抱きますが，こうした感情は多少時間はかかっても少しずつ流し去ることができるものです．しかし，気の通りが悪くなると負の感情が留滞し，悩みも深くなって思考や行動を妨げるようになるのです．

　自律神経免疫療法を開始してからうつ病の治療は行ってきましたが，これまでは患者さんが感情を自制できるようになるまでに時間がかかりました．平成18年よりつむじ理論を導入してから，効果が発現するまでの時間が早まり，この治療に十分な手応えを感じています．

　つむじやその周辺を刺激すると，頭部の血液がよく流れるようになり，赤ら顔は消失します．気の通りもよくなります．治療前と治療後では患者さんの顔貌が劇的に変わり，治療前には暗く沈んでいた表情がやわらかく晴れやかになり，笑みさえも浮かぶようになります．その変貌ぶりは，「これほど短時間に人間は変われるのか？」とこちらが驚くほどです．

　うつ病の患者さんは感情のコントロールが困難になることを恐れ，なかなか抗うつ剤を手放すことができません．しかし，この治療法になってからは，ほとんどの患者さんが治療3〜4カ月で抗うつ剤をやめようとする気力を持てるようになります．

　現在，経過観察中の患者さんが数人いますが，重症であっても薬をやめると約1年前後で治癒するのではないかと考えています．現代医学ではうつ病の再発率は50％以上と言われていますが，この治療法は再発予防にも効果があると期待しています．かりに再発しても，薬を用いずつむじから気を通すようにすれば，数回の治療でフォローできると思われます．

＊交感型と副交感型がある

　うつ病の患者さんはおしなべて血流障害を起こし，強い冷えがあります．白

血球のバランスで見ると，血流障害は交感神経緊張型と副交感神経優位型にわかれ，抗うつ剤や精神安定剤の服用が長いケースでは交感神経緊張型の血流障害が起こります．ただし基本的にうつは副交感神経優位の状態で起こります．

　副交感神経が過度に優位になっているケースではうっ血が起こりますが，こちらの場合は依存心が強い，甘えがある，自立心が薄い，自分で病気を治す気力がないなど，患者さんの性格が原因で自律神経のバランスを欠いているケースが少なくありません．気の通りを整え，血流を促すことで，その人の性格の偏りや考え方を修正する手助けはできますが，ご本人の気力がなくては治癒に至りません．患者さん自身が甘えを捨て，「自分で治そう」と克己心を持つことが治療には不可欠です．

うつ病治療の見立て

　うつ病の患者さんを診る場合，私は治療前と治療後に次のような点をチェックして，効果を推し量っています（表 3-31）．

表 3-31　治療効果推量のためのチェック表

	治療前	治療後
顔の表情	けわしい	ほがらか，笑顔になる
体の動き	悪い	いい
睡　眠	眠れない，眠りすぎ	熟睡，すっきり起きられる
食　欲	過多，不振	おいしく普通に食べられる
感　情	イライラする，やる気が起こらずダラダラする	安定
便　通	便秘，下痢	快便
冷　え	冷えがある	ない

うつ病の治療成績

　平成 12 年から平成 19 年に来院された 19 名の患者さんについて，以下の判定に照らし合わせて治療効果をまとめました．

表 3-32　うつ病の判定基準

治癒（完治）	著効	効果あり	悪化（瞑眩・リバウンド）
①リンパ球の割合がおおむね35～41%あり，リンパ球数が1800～2000／mm³以上ある． ②自分の行動に自制がきくようになる．自分をコントロールできる． ③食欲がある． ④肌がきれい． ⑤冷えがとれている． ⑥体調がよく元気である．	①リンパ球の割合がおおむね30～41%あり，リンパ球数が1800／mm³以上ある． ②自分の行動をほぼコントロールできる． ③食欲がある． ④肌がきれい． ⑤冷えがとれている． ⑥体調がよく元気である．	①リンパ球の割合はおおむね28%以上あり，リンパ球数が1300／mm³前後ある． ②笑顔が出るようになる． ③精神的にはまだ不安定で，日によって動揺がある．天気や気圧の影響をうけて，精神が変化する． ④食欲が出てくる． ⑤肌が徐々にきれいになっている． ⑥冷えはやや残っている．	①リンパ球の割合は25%以下，リンパ球数1300未満． ②逆にリンパ球が45～55%ぐらいは上がる人もいる ③表情がけわしい，または，うつろである． ④精神的に安定せず，日常生活を送るのが困難である． ⑤肌の色はいいときも，悪いときもあり安定しない． ⑥食欲がない，または過食でコントロールができない． ⑦元気がない． ⑧冷えが強い． ⑨うっ滞が強い．

表 3-33a　うつ病患者19名の治療判定内訳

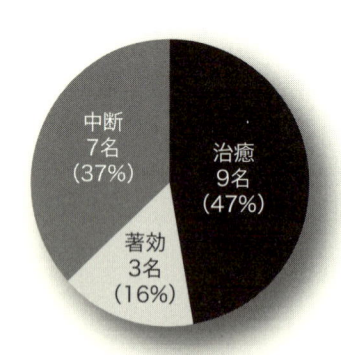

治癒　9名（47%）
中断　7名（37%）
著効　3名（16%）

b.中断7例の中断前の治療判定内訳

著効	効果あり	悪化・脱落	不明
3	1	1	2

c.うつ病患者12名（治癒＋著効）の治療年数別人数

治療年数	治癒	著効
1年未満		2
1年以上	4	1
2年未満	2	
3年未満	1	
4年未満	2	
合計	9	3

治療効果では，「治癒」と「著効」を合わせると 12 名（63%）になり，うつ病治療に自律神経免疫療法は有効であることを示しています（表 3-33a）．

治療を中断された 7 名のうち，「著効」3 名，「効果あり」が 1 名で，当院の休診がきっかけで中断に至っています．「悪化・脱落」の 1 名は，薬をやめたリバウンドに堪えられず，来院されなくなりました（表 3-33b）．

「治癒」と「著効」の方の治療年数は，ばらついていますが，10 名が 3 年未満で効果を得ています（表 3-33c）．今後，症例数を蓄積し，つむじ治療の効果を明らかにしたいと考えています．

薬をやめて 20kg 減量して若返り

症例 1 33 歳 女性 （参照・体験談）
初診 平成 18 年 4 月 21 日
経過 平成 12 年 5 月，27 歳のときに手首の関節痛を起こし，総合病院の内科に検査入院したところ全身性エリテマトーデス（SLE）と診断されました．頭痛や手首の痛みが悪化したため，3 日間，パルス療法を受け，その後 3 カ月間の入院期間中はステロイド剤を服用し，もっとも多い時で，1 日に 55 mg のステロイド剤を使用．徐々に減薬したものの，ステロイド剤の影響により情緒が不安定になり，退院後も，イライラ，興奮，怒り，不安など感情がめまぐるしく変わり，不眠に苦しむようになります．内科では SLE に伴う精神障害と診断されます．

平成 13 年 10 月，精神科でうつ病と診断され抗うつ剤，睡眠導入剤などを処方されます．内科の薬と合わせると，当時服用していた薬は 12 種類に上りました．この頃から不満がたまると母親を殴るようになります．被害妄想が激しくなり不安が募ると布団に火をつけたり，自殺企図を繰り返したり

するようになりました．精神状態はきわめて不安定で家に引きこもる生活が続きました．

　SLE の治療を開始して 4 年目にはプレドニンの 1 日量は 12.5 mg になっていましたが，医師からは「この量を一生飲み続けてください」と言われ，母親は治療に不安を感じるようになり，平成 18 年春，私の講演を聞いたことがきっかけになり,「娘の薬をやめさせよう」と決心し親子で来院されました．

　治療の概要　　初診時，治療前の患者さんはどんよりと暗い表情を浮かべ，人生に疲れた中年女性のような風貌でした．私と向き合うとまぶしそうに目を細め，斜めからしかこちらを見られません．視野は両側とも正面より 20〜30 度くらいしかなく，非常に狭まっていました．ステロイド剤と抗うつ剤で体が冷え切っており，全身の肌が真っ黒くくすんでいました．

　頭部を触ってみると，指が沈んでしまうほどぶよぶよしており，強いうっ血が認められました．磁気針で全身を治療しましたが，痛みはまったく感じないと言います．治療直後，ひとしきり泣いた後，まるで呪縛から解き放たれたように笑顔を浮かべ，親ごさんと帰っていかれました．

　初回の血液検査では，白血球は 6100／mm^3，顆粒球 81%，リンパ球 18% と，交感神経緊張状態を示していました．長年服用してきた薬物の影響と思われます．お母さんへの暴力も，交感神経の緊張から生まれています．それはまた「私を助けて欲しい」という心の叫びでもあったのです．

　治療は週 1 回行いました．当初は感情の起伏が激しくなり，ご家族の心労も相当のものだったと思われます．しかし，6 回の治療を終えた 6 月半ばには顔貌は明るく穏やかになり，会話の応答もかなり良くなりました．

　7 月 25 日には，プレドニンの服用を中止．この頃には治療をしている間に冗談を言うまでになっています．ここまでの期間は 85 日で，治療回数は 10 回でした．治療当初に玄米を勧め，主食を全て玄米に変えたところ食欲のコントロールができるようになり，体重は 89kg から 78kg（身長 156 cm）まで落ちました．白血球のバランスも，強い交感神経優位状態から，ほぼ正

常な範囲に落ち着きました．

　患者さんによれば，治療当初は全く感じなかった針の痛みも，治療を重ねるにつれだんだん強く感じるようになり，それとともに感情が正常化してきたといいます．そして，「人の痛みがわかりました．もうお母さんを殴ることはなくなりました」「これからは決して人を殴りません」と反省顔で話されました．私はこの言葉に感動し，治療後しばらく動くことができませんでした．

　8月以降は家族の付き添いなしに通院できるようになり，犬の散歩や磁気針を用いた爪もみ，つむじ押し（第5章参照）を積極的に行うようになりました．こうして自分から動くようになってから，むくみや生理痛，腰痛も解消しました．治療をはじめて1年後には，肌のくすみもとれたうえ，トータルで20kg減量して見違えるほど若返り，ご本人もよろこんでいました．

　ご家族の話では，平成19年の春先に気分の変調が見られたということです．いわゆる"木の芽どき"は精神的に不安定になると言われていますが，私はそれを悪化と捉えていません．木の芽どきというのは，生物のエネルギーが猛然と活性化します．健康な人にとって，春はうきうきと心が弾む，楽しさに満ちた時期です．

　一方，病気を抱えている人にとって，春は体内に留滞した毒素を吐き出す時期なのです．たとえばアトピー性皮膚炎では皮膚症状が悪化しますし，ぜんそくの発作も出やすくなります．精神疾患を抱えている場合も同様で，木の芽どきには心にたまった悪いものが吐き出されます．

　ですから，木の芽どきは大いに活用すべきです．患者さんには，できるだけ体を動かし汗をかいてどんどん心の毒を流すように指導します．これに並行して治療で気を通し血流を促せば，毒の排泄を助けることができます．木の芽どきは治るチャンスです．患者さんにもご家族にも「恐れることはありません．汗をかいて幸せをつかんでください」とお話ししています．

　6月の検査でも，体重は68kgとなり，白血球のバランスはほぼ正常な範囲に落ち着いており，完治したと判断しています．

表 3-34 Iさん（33歳・女性） うつ病　白血球データ　H18.4～治療継続

検査日	白血球数	顆粒球（%）	リンパ球（%）	リンパ球数
H18. 4. 21	6100	78	18	1098
H18. 6. 14	6300	67	27	1701
H18. 7. 31	7700	62	31	2387
H18. 8. 21	7500	60	32	2400
H19. 1. 26	6100	55	38	2318
H19. 4. 19	4800	47	45	2160
H19. 6. 26	4700	55	44	2068

20年間薬を飲み続けたが改善せず，薬を使わない治療を求めてきた

症例 2　47歳　女性

初診　平成 19 年 1 月

経緯　25歳での離婚を期にうつ病を発症．精神が非常に不安定になったため，強制入院措置となり，大量の薬剤を投与されました．症状は悪化の一途をたどり，その後，20年間に大学の附属病院を複数受診．薬の服用で症状が改善しないため，薬を使わない治療法を探し，自律神経免疫療法を希望して来院しました．

治療の概要　初診時，女性の顔面は紅潮し表情に乏しく，言葉もほとんど発しません．顔貌は疲れ切っており，実年齢より10歳以上は上に見えました．動作が非常に緩慢で，歩く，立つなど姿勢を変えるのにも時間を要しました．周囲への関心が薄く，私とご両親との会話も，あまり耳にはいっていない様子でした．

　頭部に強いうっ血が認められ，全身が冷え切っており，背部と心窩部（み

ぞおち）に黒く大きなしみが広がっていました．長年服用してきた抗精神病薬の影響と思われます．初回の血液データでは，リンパ球数は十分なもののバランスに問題があります．薬物の影響で交感神経緊張を示していました．

　女性は長年，親以外と会話することがなかったそうですが，1回目の治療後，家をたずねてきた親類としゃべったので，ご両親とも非常に驚いたそうです．治療は週に1度のペースで進め，その後は気持ちの浮き沈みをくり返しながらも，次第に精神的にも落ち着くようになりました．

　10回の治療を終えた3月末，背部と心窩部のしみは黒から赤っぽく変わっていました．顔の赤味はとれ，目にも力が戻り，顔貌はほぼ普通になりました．表情や態度も落ち着いており，コミュニケーションも良好になったため，治療の間隔は2週に1度にあけました．この方の場合，リンパ球数は十分あり治癒力は高いのです．あとは頭部のうっ血をとり，気の通りを良好にすれば精神のバランスも取り戻せるものと思われました．

　治療開始6カ月目の7月には，心窩部，背部のしみが消え始め，初診時には全身くすんだ色をしていた肌の色が白くきれいになってきました．それまで過食傾向にありましたが，食事量をコントロールできるようになり，83kgあった体重は14kg減り69kgになりました．私との雑談にも気軽に応じ，笑みもこぼれるようになりました．表情が明るくなり年齢相応の活気が感じられます．動作は軽快で歩き方が明らかに速くなり，家では家事なども積極的にこなしています．表情，口調，動作，態度，白血球数から治癒したものと判断しています．

表3-35　Mさん（47歳・女性）　うつ病　白血球データ　H18.4～治療継続

検査日	白血球数	顆粒球（%）	リンパ球（%）	リンパ球数
H19 .1	9400	70	25	2350
H19 .2	5800	57	39	2262
H19 .5	7600	66	29	2204

患者さんの"治そう"という気力が
とぼしいと完治は難しい

症例3　21歳　女性　大学生
経過　平成15年ごろから不眠に悩まされ，翌16年には精神科でうつ病と診断され投薬を受けましたが，食欲が減退し，情緒不安定となり，強い生理痛が起こるようになりました．いっこうに治療効果が見られないことから，当院を受診．
初診　平成17年11月11日
治療の概要　患者さんの説明では，不眠がはじまったのは大学入試時期からで，うつになった影響として，ご両親との葛藤をあげられています．進学した大学が両親の希望と違っていたため，家族内でぎくしゃくしはじめ，精神的に不安定になったということです．

　白血球数は4400/mm^3，顆粒球43%，リンパ球48%で，強い副交感神経優位を示していました．初診時，体が氷のように冷え切っていましたが，このような自律神経のバランスではうっ血による血流障害は必至といえます．患者さんには運動や乾布摩擦を行うよう指導するとともに，治療は週1回，注射針による従来の自律神経免疫療法を行いました．治療当初は大きな変化はありませんでしたが，12月には抗うつ剤を中止しました．

　翌年1月のはじめからは，頭のうっ血を改善すべくつむじ治療を導入したところ，1月の後半，ニコニコ顔で来院されたので私もびっくりしました．表情は穏やかになり，うつ病の顔貌は消え，健康な若い女性に変身していました．この時点で，冷え，生理痛も消失し，リンパ球の比率も白血球3900/mm^3，顆粒球51%，リンパ球42%と不完全ながら，正常な状態に近づきつつありました．

このまま治癒に至るかと予測していましたが，6月の来院時には「気分が落ち込む」「学校へ行きたくない」などと不安感を訴え，原因は試験が近くなっていたためとわかりました．リンパ球のバランスは極端な副交感神経優位を示していました．通常，ストレスを受けた場合，自律神経のバランスは交感神経に傾きますが，この患者さんの場合は副交感神経優位に一気に振れていきます．

　先に述べたように，ここに患者さんの性格や個性が影響しているのではないかと，私は考えています．この女性は甘えが強く，人への依存心が強いタイプです．私が勧めた運動もまったく行っておらず，自分から治そうとする意志が希薄です．こうした精神的要因が治癒をはばんでいるのです．平成19年2月の検査でも副交感神経優位の状態が続いています．身体の諸症状は癒え，治癒までもう一歩というところで足踏みしており，患者さん自身のやる気を待ちながら経過観察を続けています．

表3-36　（21歳・女性）　うつ病　白血球データ　H17.11～

検査日	白血球数	顆粒球（%）	リンパ球（%）	リンパ球数
H17.11.11	4400	43	48	2112
H18. 1.23	3900	51	42	1986
H18. 6.30	3700	32	62	2294
H18. 8.11	5200	42	51	2652
H19. 2	4600	33	57	2622

冷え

　"冷え"といえば女性特有の症状と思われがちですが，男性にも冷えはあります．典型的な自覚症状は，「いつも手足が冷たい」「背中や腰がひやひや

する」「全身がぞくぞくする」などの冷感です．なかには冷えが慢性化しているために，手足が冷えているのに冷たいと感じない人も少なくありません．

　私が経験した限りでは，患者さんで冷えだけを単独に抱えている人は，1人としていません．アトピー性皮膚炎であろうと，ガンであろうと，病気の根底に冷え＝血流障害があります．血液をよく流し，冷えをとることが病気治療の基本です．治療効果を推し量る際にも，冷えがとれているかどうか，私はかならず観察するようにしています．

　冷えは，交感神経緊張で起こるタイプと，副交感神経が過度に優位になって起こるタイプがあります．前者は血管がしぼられた結果の虚血で生じ，後者は血管が開き過ぎたうっ血で生じます．

　これまでの臨床経験では，横隔膜より上の肺，心臓，頭部の病気では頭部〜胸にかけて強いうっ血が見られ，下肢が冷えています．一方，横隔膜より下の消化器や生殖器の病気では，上肢のうっ血はさほど強くないものの，下肢に重度の冷えが見られます．いずれのタイプであっても，自律神経のバランスを整えることで血流が改善し冷えは解消します．

　自律神経免疫療法は自律神経のバランスを回復させる作用にすぐれ，治療を行った直後から患者さんは温感を感じ，「体がポカポカしてきた」と言います．つむじ治療は頭部のうっ血を解消し，全身の血流を促す働きがあり，治療の最中から大量の発汗がはじまります．治療後，患者さんたちは異口同音に「一風呂浴びてきた気分」と言い，体が温まる心地よさを体感されています．

　冷え対策には患者さんへの生活指導は欠かせません．運動や入浴で汗を流すこと，乾布摩擦を習慣にすることなどを患者さんに指導しています．

腰から下の強い"冷え"が解消

症例 63歳 女性 主婦
初診 平成13年12月
経過 平成6年に卵巣ガンになり，卵巣と子宮の全摘手術を受けて以降，腰から下が冷えるようになり，ときに体がガタガタ震えるほどになりました．その後，五十肩と全身の筋肉痛が加わり，複数の病院で治療を受けましたがいっこうに改善しなかったため，自律神経免疫療法を希望して来院されました．

治療の概要 手術後に冷え症になるという例は，非常に多く見られます．手術で組織を切除する際に，周囲の血管を傷つけてしまい血流が悪くなるためです．白血球のバランスを見ると，リンパ球数は2632／mm^{3}と十分な数ですが，顆粒球とリンパ球の比率が悪く，交感神経優位を示しています．過去にガンを発症していることからも，交感神経が緊張しやすい生活環境にあるようです．手術によるストレスが加わって，血流障害が固定して強い冷えが生じているものと思われます．

　リンパ球数が2000／mm^{3}を超えているケースでは，免疫力が回復しやすく順調な経過をたどります．週に2回の治療に通っていただきながら，家庭療法を行うようにアドバイスしました．女性は「自分で病気を治そう」という意欲が強く，たいへん熱心に爪もみに取り組みました．治療と爪もみをはじめてから，女性はしきりに「全身がかゆくてたまりません」と訴えられました．

　治療を開始して全身のかゆみ，大量の発汗など体調に変化が生じることはよくあることです．リウマチのケースでも，同様の変化が生じます．血流が改善し体内に停滞していた毒素や老廃物の排泄がはじまると，強いかゆみや

発汗が起こるようになります．これがリバウンドであり，この時期を乗り越えると，体も楽になってきます．

　実際，この方の場合も，かゆみがおさまったあたりから，筋肉の痛みが目に見えて軽くなり，五十肩と冷えもやわらぎ，半年後には筋肉の痛みが消失しました．白血球のバランスも，顆粒球61%，リンパ球30%とほぼ理想的なバランスにおさまっています．治療を開始して1年4カ月後には，冷え，五十肩もなくなりました．治療は月1回に減らし経過を観察．平成16年には，「疲れたときは冷えを感じるが，ふだんは気にならない」ということで11月に治療を終了しました．治療終了時の白血球のバランスも，非常に良好でした．

表 3-37　（63歳・女性）　冷え症　白血球データ　H13.12～

検査日	白血球数	顆粒球（%）	リンパ球（%）	リンパ球数
H13.12.28	9400	64	28	2632
H14. 6	8300	61	30	2490
H15. 3	9700	57	31	3007
H16.11	7400	53	39	2886

第4章

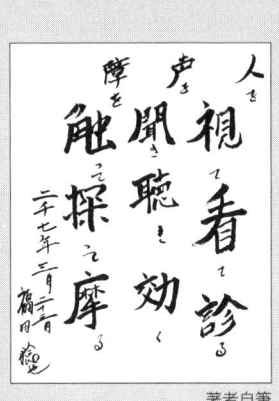

人を視て看て診る
声を聞き聴き効く
摩って探って摩る
触って探る

二十七年三月二十日
鶴田光敏

著者自筆

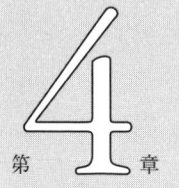

うつから学んだ
病気の治し方

うつから学んだ病気の治し方

　平成18年2月以降，「つむじ理論」に基づいて，つむじを起点とする自律神経免疫療法を開始してから，「ほんとう！」「まさか！」と思うような治癒例を次々に経験し，しばらくは興奮と驚きの日々が続きました．ようやく興奮から醒め心静かな境地になった現在，つむじ理論や自律神経免疫療法を少しでも多くの治療家に知っていただき，治療に役立てていただきたいと考え，治療の指導や文筆活動を続けています．

　実をいえば，つむじ理論が誕生した背景には，私自身のうつ体験が影響しています．うつにかかっていた時期は本当に辛い思いをしましたが，今は臨床家として，1人の人間として，この病気になったことに感謝しているのです．うつから学んだことをお話ししたいと思います．

外科医をやめ自律神経免疫療法に専念

　医師となってからの30年間，私は消化器疾患を専門として胃ガンや大腸ガン，胃潰瘍，虫垂炎などの外科治療にたずさわってきました．外科医にとっての治療とは，「悪い部分は切って治す」ということです．私も，「手術さえうまくいけば，患者さんを治せる」と心の底から信じていた時代があります．

　ところが臨床経験を重ねるにつれ，この信条が揺らぎはじめました．たとえば進行性のガンでは手術が成功しても，1年後には半数以上が再発し，そのうちの9割は亡くなってしまうからです．ガンが難病だから，手術でも治らないのか？　それとも，外科治療でガンは治せないということなのか？

いっこうに上がらない生存率を前に，私は外科治療に疑問を持つようになりました．

　術後後遺症も悩みの種でした．たとえば胃切除後の代表的な後遺症に，乳糖不耐症（牛乳に含まれる乳糖を消化できない状態）があります．牛乳を飲めなくなった患者さんには，高率で骨粗鬆症や腰痛，骨折，虫歯などが発症しました．後遺症を予防するために術式を変えるなどの工夫をしながら，一方では「切らずに治す方法はないのか？」とたえず思うようになっていました．

　そんな私にとって大きな転機になったのは，平成6年，安保徹教授と開始した共同研究でした．「晴れた日の虫垂炎」の謎解きから，病気の発症が自律神経の乱れによる血流障害と免疫低下であることを突き止めたとき，私はいよいよ，「もう手術はしたくない」と考えるようになりました．どんなに細心の注意を払っても，切除した周辺組織の血管には傷がつき血流障害が起こります．その結果，臓器の働きも低下し，ひいては全身の活力が落ちて患者さんのQOLも下がってしまうからです．

　現代医学に幻滅していた私に希望の光となったのが，平成8年11月，浅見鉄男先生から学んだ井穴・頭部刺絡療法でした（参照・第1章 p.2）．その当時，私は新潟県新発田市の山里にある老人病院で勤務しており，はじめは試験的に希望者にだけ治療を行いましたが，その効果には私自身が驚愕するばかりでした．

　なにしろ，膝痛で足を引きずり顔をしかめていた老人が，治療後には「ぜんぜん痛くないです」とうれしそうに笑いながらスタスタ歩いて帰り，長年，ひどい耳鳴りで悩んでいた人が，治療が終わったとたんに「耳元が静かになりました」と言うのです．

重度のアトピー性皮膚炎治療でわかった　　"瞑眩（リバウンド）"の意味

　そのうちアトピー性皮膚炎の患者さんも，ぽつりぽつり外来に来るようになり，軽症例は半年から1年で治癒することがわかりました．そこで，翌年より本格的に治療を開始しました．
　いままで外科以外，何も知らなかった人間が皮膚科の聖域に泥足で入り込んでいったわけですから，無謀といえば無謀でした．これまでの文献はなにも役に立たず，治療を支えたのは，「白血球のバランスが整えば免疫は上がり，病気は治るはずだ」という一念のみでした．どんなアトピー性皮膚炎であっても，井穴・頭部刺絡で出血させれば治るはずと，立ち向かっていったのです．
　そんなある日，知人が自分の店でアルバイトをしているという17歳の少年を連れてきました．この少年は幼い頃からアトピー性皮膚炎に苦しみ，長年使い続けてきたステロイド剤で顔色はまっ黒に変色し，顔面にできている大小の隆起からは液体が漏れ出していました．
　これほどまでに強烈なアトピー性皮膚炎を見たことがなかった私は，一瞬治療をためらいましたが，清水の舞台から飛び降りる気持ちで，「理論があるんだ」と治療を断行したのです．
　治療を始めて10日ほど経った頃，突然，彼が「先生！　体が寒くてブルブル震えるんです．目が開けられません」と言ってきました．生ぐさい臭気のある液体が，上半身を中心に全身からぼとぼとと滲み出しています．
　私はあわてて彼を入院させ，点滴を開始しミノファーゲンCを4〜5アンプル注入しました．それからは毎日，輸液とミノファーゲンC，そしてビタミン剤を使い，ガーゼの交換を日に2〜3度行いました．こんなことは私にとって生まれて初めての体験で，どうすればよいのかまったくわからな

かったのです．治療の他には，毎日，神様に「彼を助けてください」とお祈りするしかありませんでした．

周囲からは，「患者さんがかわいそう」と言われ，非難の目にさらされる日々が続きました．胸の中では「理論は正しいのだ．これを信じるほかない」という思いと，「訴えられたらどうしよう」という不安が交錯し，私自身，非常に辛い毎日でした．

それでも，「がまん，がまん」と自分を奮い立たせて治療を続行したところ，3週間を過ぎたころから，少しずつ少年に変化がみえはじめたのです．食欲が出てきて，まっ黒だった皮膚の色がわずかずつ薄くなってきました．彼は4週間で退院し，その後，1度軽いリバウンド（瞑眩）が起こりましたが，約1年後には健康な肌に戻り通院の必要もなくなりました．

私は彼の治療の経験から，リバウンドの意味を教えられました．人間の体はこのリバウンドをくり返すことで悪い物を外に出し，治っていきます．同時に体の冷えもしだいに取れていくのです．人間の体に自然治癒力が備わっているという事実も，彼の治療を通して実感として学ぶことができたのです．

重度のアトピー性皮膚炎が治癒していく話は口づてに広まり，平成9年以降は刺絡療法を希望する患者さんは日に60人ほどになり，専門外であるリウマチ，消化器以外のガンも診るようになりました．

手探り状態ではじめた治療なので苦労もありましたが，治っていく患者さんを目の当たりにすることは何ものにもかえ難い喜びでした．やっと切らないで患者さんを救う方法と出会えたと思った私は，ためらうことなく外科治療に終止符を打ち，刺絡療法だけで治療を行うことを決意したのです．

その後，多くの患者さんを診る中で工夫を重ね，新たな治療点を自分なりに見いだして，全身を注射針で刺激する自律神経免疫療法を考案しました．この治療法の切れ味は素晴らしく，悪性リンパ腫と胃ガンの患者さんも治っていきます．外科医時代からの夢だった，「切らずに治せる方法」をやっと見つけたと思いました．一生懸命にやれば治りもよく，「これで病気は治せ

るんだ！」と，私は治療に夢中になりました．

　自律神経免疫療法を求め，患者さんは増える一方でしたが，この治療法にたいする風当たりは予想外に強いものでした．薬も使わずただ皮膚を刺激するだけの治療は保険が認められないため，診察費は200円足らずです．ピーク時は1日に120人ほどの患者さんが来院しましたが，1人につき200円では経営者もいい顔はしません．そうした事情から私は老人病院を辞し，平成12年には現在の福田医院での治療となりました．

これからは6，7分で生きよう

　外科医をやめてから，私の生活は一変しました．日々の診療に追われるあまり，それまでのように山に行ったり，スキーを楽しんだりということはできなくなったのです．外科医仲間とも疎遠になり，ゴルフに興ずることもなくなりました．また，たえずどこからか，「鍼治療で病気が治せるわけがない」「薬をやめさせるなんて，どうかしている」といった声も耳に入ってくるようになりました．周囲の雑音がうっとうしく感じられることもありましたが，病気を治せるという自信で自分を支えることができました．毎朝，5時には病院を開け，出勤前の患者さんを治療しました．多忙をきわめましたがちっとも苦にならず，私にとっては充実した楽しい，生き甲斐のある日々でした．

　しかし，やはり体には無理がかかったのでしょう．平成13年6月には，脳梗塞，狭心症，心不全を起こし一命をとりとめるという事態になりました．心臓のバイパス手術を受けるに至ったわけですから，大病といえば大病だったのかもしれません．脳梗塞の後遺症で言葉も不自由になった時期がありましたが，治療に復帰したいという一念でリハビリにとりくみ，半年後には治

療を開始し東京での診療も再開できました．

　再び体調に異変を感じるようになったのは，それから1年ほど経ったころです．きっかけは平成14年7月7日に放映された，TBSテレビの『報道特集』「ガン治療……もう一つの選択」でした．番組では私や自律神経免疫療法を行う研究会の医師たちの活動，ガンを克服した患者さんたちの体験が丁寧に紹介されました．「とうとう自律神経免疫療法が日の目を見た……」感慨無量でした．と同時に無我夢中で駆け抜けてきたそれまでの日々に，一区切りついたという思いもしました．ですから番組が終わった後，妻にも「ああ，終わった．これから俺は6，7分で生きるよ」と言ったのです．

治療成績が落ちた

　ところが実際は6，7分どころではすみませんでした．番組の反響は大きく，外来にはガンの患者さんからの問い合わせや治療希望が殺到したのです．私も期待にこたえなくてはいけないと思い，新患の予約を1日に診られる限界まで受け入れました．その結果，以前にも増して忙しくなり，習慣にしていた散歩すらできなくなってしまいました．

　過労と運動不足のためか，肩こりがひどくなり便秘がちとなり，血圧も高くなっていきました．体は疲れているのですが，布団に入っても目が冴えて寝つけません．寝不足のうえに食欲もなくなり，ご飯を食べても砂を噛むようでおいしくありません．診療を終えた後はどっと疲れが出て，何もしたくないという状態でした．

　私の疲れに拍車をかけたのは，治療成績が落ちてきたことです．これまでも治癒までに時間がかかるケースは数多く経験してきましたが，それは治る過程で起こる足踏み状態であり心配のないものでした．しかし，その時は何

かが違っていました．治療した患者さんから，良くなっていく感じが読み取れないのです．実際，病状が悪化していく人も増えていきました．こんな経験は初めてです．「おかしい，なぜだ？」いくら考えても原因はわかりません．一方で，「治さなくちゃいけない」と思うと，ますます精神的な負担が重くなっていきました．

死んでしまいたい

9月にはいると血圧は200 mm Hgを超すようになり，妻のすすめもあって1週間ほど休診することにしました．以前も1週間休んで血圧が下がったので，今回も休めば大丈夫だろうと思っていました．しかし，どうしたことか降圧剤を飲んでも血圧は下がらず，治療を再開するめどがたたなくなりました．体の変調は深刻さを増すばかりで，10月ごろからは気力がなくなり，何をするのもおっくうで体がだるいという状態になりました．

転地したら具合もよくなるかもしれないと，福島の弟の家に泊まりに行きましたが，着いて間もなく腰痛が悪化して動けなくなり，逆効果でした．帰宅後は，何もしたくない，何もかも面倒という気分しかなく，1日中，ベッドの上でぼうっとしているようになりました．妻から，「あなた，もしかしてうつ病じゃない？」と指摘されたときも，感情らしい感情がわかず，「ふーん，そうかな」と，人ごとのように聞いていました．

やがて，いつも誰かに見張られている恐怖に苛まれるようになりました．今から思えばそれは幻覚だったのですが，近所の家の窓がわずかに開いているだけで，窓のすき間から監視されているような気がしてきたのです．そのため外出することが怖くなり，家から出られず，人に会うこともできなくなりました．妻は，ひきこもっている私を公園などに連れ出しましたが，妻がき

れいね」という花々も風景も，私にとっては壁紙のようなもので，何の感情もわきませんでした．

　当時，私の中にあったのは，「死んでしまいたい」という思いと，自分が治せなかった患者さんへの申し訳なさだけでした．何度か自殺を試みたこともありますが，かならず家族の顔が思い浮かび，「今，自分が死んだら，みんなどうなる？」と，はっと我に返ります．家族のおかげで，思いとどまることができたのです．

　何もできない，何もしない日々の中で，1日のうち何分か断続的に眠ったり，ごろっと横になってぼうっと天井を眺めて過ごしました．こんな状態がずっと続いているのですから，妻は時々，気持ちの糸が切れて，「私だって，たえられない」と爆発することがありましたが，「俺だって辛いんだ」としか言えませんでした．私にしてみると自分の不眠の辛さで手一杯．家族をいたわる余裕はなかったのです．

これが「頭寒足熱」ですよ

　その年の年末，私の病状を案じていた長男の嫁が，「ぜひこの人の治療を受けてほしい」と，東京から鍼灸・気功師を連れてきました．彼は，「鍼で体を温めましょう」と言うと後頭部に鍼を施し，背部を中心に軽くマッサージを行いました．その間30〜40分だったでしょうか．治療後に感じたのは，言葉では表現できないほどの気分のよさと，全身に広がる温かさと安心感でした．それまでの3カ月間，ずっと凍えたように冷え切っていた体に，久しぶりに温感が戻ってきたのです．この温かさに救われた気がしました．

　治療後，「これが"頭寒足熱"ですよ」と言われた時，私は後頭部を打ち抜かれたような衝撃を受け仰天しました．平成7年頃から，私は自律神経

の面から医学に関する諺の謎解きに力をいれていました．1年半ほどでほとんどの謎は解けたのですが，「頭寒足熱」だけはどうしても解けませんでした．「足を温めて，頭を冷やせば病気が良くなる」という理屈が，どうにも釈然としなかったのです．

　彼の言葉で，「頭寒とは，頭部のうっ血をとり，血液を下に流してやることだった！」と，気がついたのです．この体験が後に頭のうっ血をとり，全身の血流を促す「つむじ理論」を生むきっかけになりました．

　この鍼灸治療を6カ月間続ける中で，私はさまざまな気づきを得ました．ある日のこと，彼は治療中にこうも言ったのです．「あなたは倒れる前，患者さんを治せなくなっていたでしょ」と．ピタリと言い当てられ，私はぎょっとしました．そして，なぜ治療成績が落ちていったのか，その時わかったのです．振り返ってみればガンの患者さんが殺到したころから，私自身が激しい血流障害を起こし，体は冷えきり，神経が立ってイライラし満身創痍といった状態でした．私が身も心もボロボロなのに，治癒を促すエネルギーなど出せるわけがなかったのです．治療家自身が心身を管理することが，いかに大切かを痛感しました．

　鍼灸治療で体を温めることの心地よさを得られるようになった私は，年が明けた平成15年の春頃から，ジムに通って体を動かすようになりました．はじめのころはドアを開けて，1歩表に出るだけでも一大決心が必要で，妻に外出を促されても，「行きたくない」「嫌だ」「おっくうだ」と抵抗していました．今思うと，自分で自分を甘やかしていたのです．

　朝，4時か5時には布団から出て，近所のお稲荷さんまで散歩に行ってから，ラジオ体操をし，体調のいいときはジムで運動するという習慣がついてから，いつのまにか「見張られている」という妄想もなくなりました．運動で体を温める術がわかってくると気分的に楽になり，「うつも自分で治せるかもしれない」という希望が生まれました．病気治療の根幹は，冷えの解消，血流障害の解消にあるということを，体の感覚として理解することができま

した．

　もちろんすべてがとんとん拍子に進んだわけではなく，気力がなくひきこもっている日もあれば，気分が果てしなく沈む日もありました．体調が少しずつ良くなってからも，イライラする感じが抜けず家族にも不機嫌に接することがしばしばでした．ある時，知人から玄米を勧められ，嫌々でしたが食べてみたところ，体が楽になるのを感じました．そこで3食玄米にしたところ，イライラはすっかりなくなったのです．

　こうして運動で汗を流し，食事に気をつけるようになってから，私は弱々しいながらも一歩一歩回復していき，失っていた治療への情熱も戻ってきました．「頭寒足熱」のことはいつも頭の隅にあり，折に触れては自分の頭を指で探ってうっ血を解消する治療点を探すようになりました．体調が上向きになった平成15年の夏あたりから，2人，3人と患者さんを診るまでになりました．

病気は本人が治すもの

　私が立ち直る大きなきっかけになったのは，『希望のがん治療』という本です．著者は斉藤道雄さん．先述したTBSの番組制作にかかわったディレクターです．当時は活字を追う集中力がなく1日に1ページしか読めませんでしたが，毎日，ページを繰る努力をしました．この本ではガン患者の集まりである「いずみの会」について詳述されていました．

　私が驚いたのは，会員の年間生存率が90%を超えるという記述でした．それも進行ガンや転移のある末期ガンの人たちです．みなさん食事や生活を見直すなどの工夫をし，気持ちを明るく持ち，患者同士励まし合っています．これによって体の治癒力が高まり，ガンと共存したり，消失させたりしてい

ました．

　これを読んだとき，それまでのしかかっていた肩の荷をどっと降ろした思いがしました．「病気は本人が治すものだ．医者じゃない」と気がついたからです．

　むろん，それまでの私も，免疫力を高めることで病気は治ると思っていました．ところが，治療成績が右肩上がりによくなる中でいつの間にか慢心し，私が病気を治しているつもりになっていました．患者さんにも，「俺が治してやる」などと豪語していたのです．病を作るのも，治すのも患者さん自身です．治癒を導くのは患者さんの力が8割であり，医者が手伝えるのはせいぜい2割にすぎないのに，自分が治したと思い上がっていました．このことが治療家としての感性を鈍らせ，気を滞らせ，結果として患者さんの足を引っ張り治癒をさまたげていたのでしょう．そんな自覚がなかった私は，治せない自分にいらだち怒っていたのです．「医者が治さなくてはいけない」という重しがとれ，私はおぼれかかった沼からはい出すことができたように思います．

　平成16年秋，福島で開催された講演会に出席したことも，復調のいいきっかけになりました．自分が思っていたより楽に人前で話せたことで自信を取り戻せたように思います．翌年の6月には精神安定剤から離脱し，自分でも回復したと思えるようになりました．以前のような発想もできるようになり，研究会や講師として招かれた講演会での発表もこなせるようになったのです．

「百会（ひゃくえ）」から「つむじ」へ

　私が病から脱却できたのは，多くの友人や家族のサポートがあったからで

す．とくにずっと私を支えてくれた妻に，いくら感謝してもしたりないくらいです．妻のおかげでここまでやってこれました．

　臨床家としての自分を取り戻せたのは，長らく謎だった「頭寒足熱」を理解できたことです．それも自分の体を通して実感できたことが大きな力になっています．体調が回復するにつれ，私は頭寒足熱を治療に実践すべく，本腰をいれて研究するようになりました．

　頭寒足熱とは，うっ血状態の頭を正常な血流状態にし，さらに冷えた足を温かくするということです．自律神経免疫療法を開始したときから，私は患者さんの多くは頭部がうっ血していることに気づいていました．そこで，髪をかきわけては頭部の治療点を探していたのです．しかし，うつを経験してから，自分で自分の頭を探るうちに，百会から手足の先までを治療すると，うっ血がよりとれやすくなることがわかりました．

　その後，患者さんの頭に編み笠を載せたイメージで，百会から放射状に，こめかみ，耳の後ろなどを通って，頸部や前胸部，背部に至る何本かの線上にある治療点を刺激する方法に変えたところ，治療効果が一段と高くなったように感じました．

　この百会の治療がきっかけで，つむじに気がついたのです．百会の周囲を放射状に指で探っていくと，かならず直径1cm弱の大きなくぼみに行き当たります．平成18年2月のある日，「このくぼみは何だろう？」と妙に気になり，よく見てみたらつむじだったというわけです．

　このとき，「そうか！　つむじが全身に気を通すポイントなんだ」とひらめきました．つむじの場所は人によって異なりますが，つむじから放射状に線をたどっていくと，それまで気の通り道として重視してきたこめかみなどのポイントにもつながります．患者さんの頭を指で押してみても，圧痛を訴えるのは百会ではなくつむじでした．

　こうして頭部治療の起点を百会からつむじに変えると，患者さんの体も驚くほどに変化しました．治療の過程で顔色や肌つやがみずみずしくなり，目

に輝きが戻って笑みがこぼれます．発汗量も以前の治療とは比べものにならないくらい多く，手足が冷え切っている患者さんたちが例外なく，治療後に「体が温くなった」「風呂上がりのようにさっぱりした」と言うのです．体の芯まで温まる心地よさと安心感は，私自身が鍼灸治療で体験しているので本当によくわかります．

　つむじ治療を導入した自律神経免疫療法を行うようになってから，今まではどうしても治しきれなかったガン，アトピー性皮膚炎，リウマチなど難病といわれるものが，早期に好転するようになりました．もちろん，これも患者さんがバランスのとれた食事や，運動で汗を流すことを実践してくれているおかげです．

　私は自分の病気，そして患者さんを通して，人間には治す力があることをあらためて教わりました．この治す力を後押しするためにも，私は自分自身の心と体を安定させるように心がけています．患者さんと接していると，どうしても治療する側は病気の気をもらいます．以前の私はそれを排泄する方法に気がつかなかったのです．

　治療の効果を上げるには，患者さんからもらう病気の気を排泄し，「自分は治せる」というおごりも流せるような心と体をつくることが大切なのです．そこで，私は午後運動で汗を流し，食事に気をつけ，睡眠もきちんととるようにしています．自分を甘やかさないように摂生することが，いい治療に結びつきます．治療を終え，患者さんの顔がパッと輝く．その瞬間が，私の大きな喜びです．

『うつは家族で乗り切る』
福田良子 （耳鼻咽喉科医師）

ストレスのサインは出ていた

　主人は若いときから陽気でパワフルな人です．くそまじめではないし，几帳面でもない．絶対にうつにはならないタイプだと思っていました．この治療をはじめてからそれまでと生活がガラッと変わって，患者さんの数ももの すごく増えて休む間もありませんでした．本人は「俺が治すんだ」とずっと頑張っていて楽しそうでしたが，ストレスはたまっていたのでしょう．『報道特集』で取り上げられホッとして気が抜け，うつになったのかもしれません．

　ストレスがたまっているサインは前年に出ていたんです．平成13年6月，夜中に脳梗塞を起こして，すぐに救急車を呼びました．そうしたら搬送される途中で狭心症を起こして，病院に着いたときにはもう心不全状態です．当直の先生は脳外科医でしたが，命に関わる方を優先しようというので，まず心不全にたいする治療をしました．前日まで元気でしたから，いろいろなことが連発しておきたという感じでした．

　その病院には3週間ほど入院し，脳梗塞の後遺症で言葉が出なくなっていたので，言語聴覚士とリハビリをやっていました．なにしろものの名前が，ほとんど出てこないんです．大好きな山野草の写真を見せても，名前が出ない．「ふすま」の絵を見せると，ふすまとわかっても名前を思い出せないんですね．しゃべり方は普通でしたが，語彙数は減って小学校の低学年くらいのレベルになっていました．

　私は目の前がまっくらでした．もう，復帰はできないんじゃないか，と．でも，本人の努力がすごかったんです．たとえば松の木を指さして，「あれは何だ？」と聞いては，必死に思い出そうとする．字を書く練習もして懸命

にリハビリに取り組んでいました．そんな努力の甲斐あって，言語能力はこちらがびっくりするほど回復しました．その後，7月の末に心臓のバイパス手術を受け，2週間ほどで退院できて10月には診療も再開していたんです．大病をしたわけですが主人はめきめきよくなって，やれやれと思っていました．でも，これだけではすまなかったのです．

まさか，うつ？

　変調の兆しが見えたのは，平成14年7月に放映された『報道特集』の後です．番組の後，主人は，「ああ，終わった．これからはもう6,7分で生きよう」と言ったのです．それを聞いて私は，「ペースダウンしてのんびりやるのかな」と受けとめていました．ところが，それからしばらくして体調がおかしくなってきたんです．9月の後半あたりから血圧がどんどん高くなって，240 mm Hgくらいまで上がるようになりました．

　以前も血圧が上がったことがありましたが，1週間診療を休んで治りました．今回も休養すれば下がるだろうと，1週間休診したのですが，血圧は全然下がりません．降圧剤も効かず，1週間の休診が2週間，3週間とどんどん伸びていきました．その頃には，不眠がひどくなり，向精神薬のデパスと睡眠導入剤が手放せなくなっていました．食欲も目に見えて落ちました．何を出しても「おいしくない」．食事の時間になると，「食欲がない．お前は食べられていいな」と．食事のたびに言われると，こちらもおいしくないですから，「食事前に言わないで」と言ったりして．

　主人がどんどん痩せ，便秘や冷えも悪化していくのを見て，なにかがおかしいと思い始めました．「まさか，うつ？」と心配になり知人の医師に相談したところ，「こんなに喋るうつなんか，いませんよ」と言われ，「思い過ごしなのかな」と思ったりもしていたんです．

　10月頃だったか，転地療法がいいかと思い，1週間ほど福島にいる主人の弟の家に遊びに行かせたんです．気分転換できるだろう，と．ところが，

腰痛が悪化してしまい，動けなくなってしまいました．1週間後，上野駅まで迎えに行ったとき，杖を手にしてうなだれている姿を見て，一瞬，主人とわからず「どこのおじいさんだろう？」と思いました．それほど，変わり果てた様子だったんです．このとき，「ああ，やっぱりうつだったんだ」と確信しました．

福島から戻ってきた後，主人の具合は悪くなる一方でした．本人が一番辛がったのは不眠です．心療内科で出してもらった睡眠薬は体に合わないので飲まず，デパスと睡眠導入剤だけ使っていましたが，うとうとはしても，しっかり眠れない．そのせいで体もだるくて，家にずっとひきこもっていました．食欲はまったくないし，とにかく寒がって「寒い，寒い」とたくさん服を着込んでいました．11月には尿管結石にもなって，救急外来へも行きました．結石は自然に排出されましたが，そのときは相当痛んだようです．本当に，ありとあらゆる体の症状が出て，それから心の症状が出たという感じです．

誰かがつけてくる

11月ごろでしたか，妄想もひどくなりました．つねに誰かに監視されていると思いこんで，「誰かが見張っている」と言うんです．隣家の窓があいているだけで，「あそこから，こちらをのぞいている」，散歩に出れば「誰かがつけてくる」と．「そんなこと絶対にない」といくら言っても耳を貸しません．

主人の妄想をなだめるのは大変でしたが，それ以上に辛かったのは本人が無気力になっていったことです．山野草の写真を撮るのが趣味だったので，近所の公園に連れ出したりしたのですが，きれいな花が咲いていても無関心，無感動．なんの関心も示さないのです．目つきがどんよりとして，それまでの主人の目とは違っていました．その頃の主人は何を言っても，「ダメ，ダメ」しか言わない．「自分が悪いんだ．自分が悪いんだ．だから治せないんだ」

「ダメだ，ダメだ」とさかんに言って，自分を責め続けます．そういうときは，「大丈夫よ．いいのよ，いいのよ」と言うのですが，「大丈夫じゃない．大丈夫じゃない」と言ってくる．

　こういうことが度重なると，かわいそうと思う反面，腹も立ってきます．毎日，「具合悪い」を連発する主人に，「頑張れ」と言わずに，「大丈夫よ」と相づちだけ打つのは大変なことです．「いい加減にして！」と何カ月かに1度はヒステリーを起こしていました．私も，ずっといい顔はできないし，優しくできませんから．でも爆発した後で後悔するんですね．「言わなきゃよかった」と．その頃は私もうつうつとして暗かったです．食欲はなくなって痩せましたし，眠れなくなりました．うつは，家族に伝染するんですよ．

　妄想が少しおさまってきた頃から，今度は自殺の心配が出てきました．ある日，主人が突然，本の整理を始めたんです．「身辺整理のつもりだ．これは危ない！」とピンと来ました．もう目が離せなくなって，診療の途中に主人の様子を見にいくようになりました．それまでは家で養生させるつもりでしたが，「もう入院しないとだめかもしれない」と思いました．大学病院の精神科に連れていくと，医師からも入院を勧められて，入院の予約をしたんです．でも，内心は迷っていました．治療で薬をたくさん使って，家からも離れて，それが本人にとっていいことなのかどうか，と．

体が冷えていたら心は開かない
　ちょうどその頃，長男のお嫁さんが東京から鍼灸師さんを連れてきたんです．この先生との出会いが主人の回復につながる大きな転機になりました．鍼灸治療を受けた後，それまで「寒い，寒い」と震えていた主人が，「体が温かくなってきた」とホッとしたような顔をしました．ずっと無気力，無関心，無表情だった主人が，ひさしぶりに反応らしい反応をしたんです．

　その先生から，私も大切なことを教わりました．ある時，私が主人に「心をもっと開かないと」と話しかけていたら，それを聞いていた先生がこう言

ったんです．「こんなに体が冷えていたら心は開けませんよ」と．私は，「ああ，なるほど！」と思いましたね．「病は気から」と言いますが，その反対もある．体が冷えていてこわばっていたら，心も開かない．逆パターンもあるということです．うつになると心の面に気を取られがちですが，体も一緒に手当てしないとダメなんです．主人の病状を観察していて「冷え」こそが，体にも，心にも一番悪いんだと気がつきました．ですから，いま思えばですが，もっと体を温めるような工夫，湯たんぽをふとんに入れてあげるとかすればよかったなと．

　その先生には半年ほど治療を続けていただき，主人の状態は徐々に落ち着いていきました．ただ，本人は何事についても，「ダメだ，ダメだ」の一点張りで，人にも会いたがらず，様子も暗いままでした．私からすると，ベッドの上でぼうっとしている主人の姿なんか見たくない．症状が悪いときはだめですが，まずまずのときは表に出して，自信をつけさせないとだめだと思いました．ですから土日は近くの温泉に連れ出していました．本人は暗いまま，無理矢理という感じでしたが．

　ある日，「プールにでも行ってきたら」と，外へ追い出してみたんです．本人は「行きたくない，行きたくない」と渋々出かけました．結局，プールの塩素の臭いが嫌だというので，ジム通いになったのですがこれがよかった．運動するようになってから，冷えがだんだんとれてきました．体が温かくなってくると気持ちも前向きになってきて，自分で頑張ろうと思えるようになるんですね．人から頑張れと言われてもダメですが，やはり自分で自信をつけることが大切なんです．それからはだいたい3カ月くらいのペースで，じりじりと変わっていく感じでした．

自信を取り戻すことが大切

　脳梗塞で倒れたとき以上に，私は主人の社会復帰は難しいと思っていました．でも，薄皮をはぐように回復していく中で，散歩をしたり，字を書いた

り，毎朝，ラジオ体操したりと，主人が努力している姿が視界に入ってくるようになって，希望の光が見えてきました．

　「もう大丈夫かな」と思えるようになったのは平成17年の6月あたりだったでしょうか．その頃は講演もこなせるようになって，人とも雑談ができるまでになっていました．人前で話せることで自信を取り戻していったようです．ただ，主人はまだ不安だったのか「うつ病の再発率は50％だ」なんて，後ろ向きの発言も時々していました．私はその年の9月で無理矢理治ったことにして，「大丈夫よ」をやめ，「もう治った，治った」と言い聞かせるように繰り返していました．

　平成18年にはすっかり元気になって，性格は前より明るく，穏やかになりました．怒るということがないんです．食事や運動，睡眠時間など生活面も，自分で気をつけるようになりました．家事もいろいろ手伝ってくれますし，本当にずいぶん変わりましたね．

　うつから回復するまでは長い道のりでした．主人の具合が悪いときは，私も心配でほとんど外出できず，家でうつうつとしていました．辛い時間を乗り越えられたのは，子どもたちが応援してくれたおかげです．ひんぱんに家に帰ってきてくれて，主人の相手をしたり，日帰りの温泉に連れ出したり，湧き水を汲みに行ったりしてくれたんです．そのときだけは子どもに主人をあずけ，「はい，バトンタッチ」という感じで私も息が抜けました．1人で主人の世話を抱え込んでいたら，とてももたなかったと思います．

　家族をはじめ，この間，本当にいろいろな人に助けてもらって，ここまでこれたと思います．医院のスタッフもみんな主人の病気のことは承知していて，私には淡々と接してくれました．深刻にしないでくれたことがありがたかった．感謝しています．

　今，振り返ると，日々の診療があったおかげで自分を保てたと思います．主人は顔を合わせると，「具合悪い，具合悪い」しか言いませんが，患者さんとは，「今日は天気がいいですね」とか「暖かくなりましたね」とか話せ

ます．なんでもないお喋りが気分転換になりました．仕事を持っていて，よかったと思いましたね．

　専業主婦の人は，逃げ場がないのでたいへんだと思います．1日中，顔をつきあわせていたら，とうていもちません．少しでも1人になる時間を作って，気持ちを切り替えるようにしたほうがいい．まわりも，そうできるようにサポートしないとだめです．

　家族がうつになったら，まわりは見守るしかありません．治るきっかけは，本人がつかむ．家族がやれることは，それを待つこと，耐えること．絶対に良いときが来ると信じることです．悩んだからといってどうにかなるわけではないし，なるようにしかならない．私の性格なのだと思いますが，あまり思い詰めないたちなんです．嫌なことがあってもすぐ忘れます．

　闘病の真っ最中は，「いつか，このことを笑いながら話せるようになればいいね」と2人で言っていたけれど，今，こうして話せるようになりました．本当に良かったと思います．（談）

第5章

病気は
自分で治す

「自律」してこそ病気は治る

　自律神経免疫療法は自律神経のバランスを整えて免疫力を高め，あらゆる病気を治癒に導く可能性を持った治療法です．平成 18 年 2 月より「つむじ理論」に基づき，頭部に溜まった血液を流す方法を導入してから，治療の切れ味はさらに良くなりました．ガンやアトピー性皮膚炎，リウマチなど，これまで治療期間が長かった病気も，短期間で治癒の見通しがつくようになりました．

　ただしここで間違っていけないのは，病気を治しているのは患者さん自身の免疫力であるということです．私は血流を整え，免疫力を高めるお手伝いをしているにすぎません．実際，私の治療で劇的に回復した患者さんたちは，みなさん「病気を治すぞ」という気持ちを強く持ち，食事に気をつけ，血流を良くする工夫をし，ストレスへの対処法を編み出して心身両面の養生を行っています（参照・第 6 章体験談）．

　逆からいえば，自分で病気を治そうと思わず，「この先生に病気を治してもらいたい」「自律神経免疫療法さえ受けていたら治る」と，人任せで依存心の強い人は，治療効果が上がらなかったり，治癒までに何年もかかったりします．

　たとえばアトピー性皮膚炎の場合，「都合が悪い」などと言いわけをして予約を守らない人，家庭療法を行わない人などは，治癒まで 5 年以上を要することが多く，この傾向は，とくに子どもに顕著に見られます．一方，痛い治療を涙をこらえてがまんする子や，予約を守る子，私にさまざまな質問をする子，自律を学んだ子は，短期間に治っていきます．親が子どもに対して，正しい言葉づかい，礼儀作法，規律ある生活をきちんと教えてきたかどうかも，病気治療に影響しています．

病は気からと言いますが，治すのも気からです．医療は治療家のものではなく，患者さん自身のものです．ご本人が気力をしっかりもち養生に励めば，体もそれに応えて治っていきます．以下に治療に向き合ううえで大切な事柄を挙げておきました．いずれも常日頃から，私が患者さんに指導していることです．

「三つの教え」
1. バランスのとれた食事をとること．
2. 運動をして汗を流し，心身のわだかまりや悪い物を体外に排出させること．
3. 病は自分で治すのだという気力を持ち続けること．

病気を克服する食事のあり方とは

　食事と病気の成り立ちは，決して無縁ではありません．現在の日本は裕福になり，お金さえあれば，いつでもどこでもほしいものが手に入る時代になりました．さまざまなインスタント食品が普及し，甘い物や軟らかすぎる食べ物があふれています．「食べたいだけ食べ，飲みたいだけ飲む」が当たり前になった今日，副交感神経が優位になりすぎたために発症するアトピー性皮膚炎，うつ病，アレルギー性疾患，ガン症例が蔓延しています．

　食の乱れでくずれた自律神経のバランスを回復するには，その地域，気象で生産される食物を選び，砂糖を加えて甘くしたものよりは自然な味わいのあるもの，軟らかいものよりは硬いものを食し，腹八分目を守ることが大切です．これによって，交感神経と副交感神経のバランスも整っていきます．

　私自身，うつから脱却するときに，食事の大切さを痛感しました．体の冷えがおさまらず，イライラした気分にさいなまれていた頃，玄米を食べることで心に平穏を取り戻すことができ，体調も上向きになったのです．食物が

心と体に与える影響にあらためて驚くとともに，食物を尊ぶ気持ちもいっそう強くなりました．患者さんには，病気のときこそ麦や玄米を食べるようアドバイスしています．

　日本には古くから食に関する立派な教えがあり，「なにをどう食べたらいいのか」という問いに雄弁に答えてくれます．

　曹洞宗の開祖・道元禅師は「食事は身を養うだけでなく心も養う」と説きました（『典座教訓』『赴粥飯法』）．禅僧が食事をとる前に唱える五観の偈（ごかんのげ）には，食物を尊ぶ心がこめられています．

　一には功の多少を計り，彼の来処を量る．
　二には己が徳行の，全欠を忖って供に応ず．
　三には心を防ぎ過を離るることは，貪等を宗とす．
　四には正に良薬を事とするは，形枯を療ぜんが為なり．
　五には成道の為の故に，今此の食を受く．

　これをわかりやすく訳すと，以下のようになります．

　一には多くのおかげを思い感謝していただきます．（感謝）
　二には自分の行いを深く反省して静かにいただきます．（反省）
　三には不平をいわず欲張らず楽しく味わっていただきます．（修養）
　四には元気な体と正しい心を保つためよく噛んでいただきます．（目的）
　五には目的を達成するために心に誓っていただきます．（理想）

　もう一つ，私が教えられたのが江戸時代後期の観相学の大家・水野南北の言葉です．

　一日一合五勺の麦飯と青菜を，腹七分にして，残り三分は神に捧げよ．

三年食を慎めば運が開ける．

人生40年だった時代に，南北は78歳（一説には75歳）まで生きました．バランスのとれた食事を，感謝の気持ちをもって，むさぼらずほどほどにとることが，心と体のバランスをとることにつながると南北は説いているのではないでしょうか．こうした食のあり方，心構えの中に，病気克服のための答えがあると私は考えているのです．

汗で幸せを握れ

軽い運動で汗を流す

多くの病気は，自律神経の乱れによる血流障害と免疫力の低下によって，発症しています．血流を回復させることは，病気治療そのものといっていいでしょう．私が患者さんにかならず指導するのは，運動で汗を流すことです．といっても息が切れるような激しい運動ではなく，散歩や体操で十分です．体をよく動かすようにすると，筋肉が作り出す熱も多くなり，体温を上げる力が強くなってリンパ球が活性化し，免疫力を高めることにつながります．

「心地よい」と感じられる軽い運動は，自律神経の調整にもたいへん役立ちます．交感神経緊張状態にある人は副交感神経が優位になり，副交感神経が過度に優位な人は交感神経がバランスよく働くようになります．こうして自律神経のバランスが回復してくると血流も良くなり，体にたまっている老廃物や悪いものも排泄することができます．

日々の暮らしの中では，心になにかしら不満やいらだち，わだかまり，怒りなどがたまることがあります．血流が良くなると，こうした心の毒も流せるようになります．私は口が酸っぱくなるほど，「ストレスをためないよ

うに」と指導をしていますが，患者さんも頭でわかっているものの，ストレスから逃れ切れない現実があります．そうした状況にあっても，体を動かし血流を促して体を温めておけば，全身の気の通りも良くなりストレスをためこまずにすむのです．

　病状によって息をするのもおっくう，家から1歩も出たくないという人もいるでしょう．私もうつのときは，まさにそうでした．ドアを開けて外の空気を吸うことすら，恐ろしくてできなかったのです．しかし，こうした辛さからはい上がり，体を動かせるようになれば，その先に治癒があります．ここは患者さんも踏ん張って汗をかき，健康という幸せをつかんでもらいたいと思います．

血流促進効果がある乾布摩擦

　血流を促すためには，乾布摩擦も毎日やって欲しい養生です．おしぼり用のタオルや使わなくなったスカーフなどを適当な大きさに丸め，全身をこすってください．たいへん素朴な方法ですが，続けることで高い効果を得ることができます．私の患者さんの中には，乾布摩擦でリウマチを治した人もいるので参考にしてください（参照・第6章 p.200）．

半身浴で体の芯から温まる

　入浴は副交感神経を優位にし，血流を良くする良い機会です．患者さんには，体を芯まで温める半身浴を勧めています．湯は38〜39℃のぬるめが適当です．湯船が深いようであれば浴用のイスなどに座って胸の下までお湯につかり，肩には乾いたタオルをかけておきます．30分から1時間程度，じっくり時間をかけて浸かると全身を温めることができます．半身浴では想像以上に汗をかいているので，脱水予防に時々，水分をとることが大切です．

　しかし全身浴でもけっして悪くはありません．

気持ちまで病気にならない

　患者さんにいつも言っているのは，「病になっても，病気になるな」ということです．体を病むのは仕方ないとしても，気持ちまで病んで落ち込んでしまうと病気は治せません．本書でくりかえし述べていますが，病気を治すためには自分で治そうという気力をしっかり持つこと，明るくほがらかに暮らすことが大切です．

　患者さんたちを見ても，明るく治療と向き合い，前向きに家庭療法を続けている人は治りがいいのです．ガンの患者さんは落ち込んで気持ちが暗くなりがちです．1日1回はどんな方法でもいいので，笑うようにすることが大切です．

薬はやめる

　今，お話しした「三つの教え」の他にもう一つ，患者さんが忘れていけないのは薬をやめることです．せっかく生活を見直し，心の持ち方を変えても，薬を常用していれば免疫力が低下し元も子もありません．私も「絶対に薬を使ってはいけない」とはいいません．我慢できないほど苦しいときだけ頓服したり，傷が化膿しているときに抗生物質を使ったりするのはやむを得ません．

　避けなければいけないのは，痛み止めやステロイド剤，免疫抑制剤などを常用することです．私が診てきた患者さんは，これらの薬で激しい血流障害と免疫の低下，冷えを起こし，病気を難治化させています．薬の使用期間が長ければ長いほど，治癒にも時間を要します．私自身，精神安定剤をやめるのにたいへん苦労した経験があるので，薬を中止する難しさは理解できます．しかし，薬をやめない限り，病気は治せないということを知ってほしいと思います．

　頭痛持ちの人や生理痛がある人は，痛み止めに頼りがちです．痛みの原因は血流障害ですから，血流をさらに悪くする痛み止めを使うと，ますます治

癒が遠のきます．大切なことは薬をやめて，血流を良くすることです．その場合，痛みのないときに体を動かして汗を流し血流を良くすれば，だんだん痛みが起こらなくなり薬と離れられるようになります．アトピー性皮膚炎の脱ステロイドについては，第３章を参照してください．

自律神経免疫療法の家庭版で病気を治す

　薬の常用をやめ，運動で全身の血流を良くし，節度のある食事をとることで，自律神経の乱れは解消し免疫力も高められるようになります．くわえて，次にご紹介する「つむじ押し」と「爪もみ」も，実践するといいでしょう．いずれも，自律神経免疫療法の家庭版として私が考案したもので，子どもから高齢者まで気軽に続けることができます．

　つむじ押しは，主に頭部にたまっている気を通し，血液の流れを促す効果的な方法です．具体的には，つむじとつむじを起点として放射状に走る線を刺激します．

　一方，爪もみは，自律神経のバランスを整える作用にすぐれ，交感神経に傾いた自律神経の働きを副交感神経優位に誘導し，顆粒球の増加を抑えリンパ球を増やして免疫力を回復させ，全身の血流を促します．爪の生えぎわは神経繊維が密集し，感受性の高いポイントであるため，自律神経を効率よく

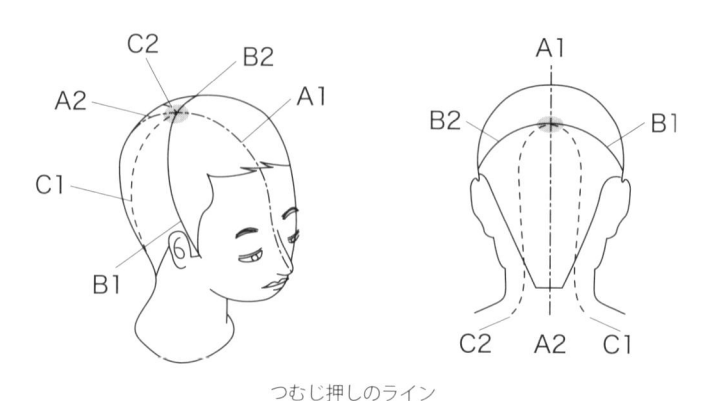

つむじ押しのライン

刺激することができるのです．

　爪もみを考案してかれこれ9年ほど経ちますが，その効果は考案者の私が驚くほどです．不眠や便秘，難聴，子宮筋腫，アトピー性皮膚炎など，さまざまな病気の解消に役だっています．私の治療を全く受けず，爪もみだけで乳ガンを克服した女性もいます．それぞれのやり方を説明しましょう．

つむじ押し
つむじの探し方
　つむじ押しは，つむじと，つむじを起点に放射状に走る6本の線（図）を，指で押して刺激するものです．自分の目でつむじを見ることはできませんが，指で探すと場所は簡単にわかります．髪の毛のない人も，見つけられるので心配はいりません．

　頭皮を頭頂部から前後，左右に，指で探っていきましょう．直径1cm弱の大きなくぼみに行き当たったら，そこがつむじです．人によっては，つむじらしきくぼみが2個，3個と見つかる場合もあります．その場合は，触って一番大きいと感じられるくぼみ，またはギューッと押さえて最も痛みの強いくぼみを，つむじと考えてください．

やり方
①つむじを押す
　つむじ（頭の大きくくぼんだ部分）に両手の人さし指，中指の腹を当て，「1，2，3，4，5……」とリズミカルに，気持ちよいと感じる強さで20回押します．

②つむじから放射状に広がる6本の線を押す
　図に示した6本の線上を，人さし指と中指で「ギューッ，ギューッ」と押しながら，つむじから顔面，頸部へと下がっていきます．

　刺激する6本の線には，それぞれA1，A2，B1，B2，C1，C2の記号が

ふってあります．刺激は片手で行えるので，Ａライン，Ｂライン，Ｃラインの１と２を，両手で同時に刺激するとよいでしょう．各線のとり方と終着点は以下の通りです．

＜Ａライン＞
　つむじから体の正中線（中心）上を前方に下る線がA1，後方に下る線がA2です．
　A1はつむじから額の生えぎわの中心，眉間，鼻すじ，くちびるの中心部を通って，顎のつけ根まで．その反対につむじから後頭部に下り，首を前傾したときに出てくるグリグリとした骨をA2の終点とします．

＜Ｂライン＞
　つむじから顔面の右方向に下がり，右こめかみを通って顎関節のつけ根に至る線がB1，同じく左方向に下がって，左こめかみから額関節のつけ根につながる線をB2とします．

＜Ｃライン＞
　左右の耳の後ろのコリコリとした骨と，後頭部の中心線の間には，直径２～３㎝の大きなくぼみがあります．つむじからこの後頭部の右くぼみの中心を通り，そのまま首のつけ根に至る線がC1，つむじから後頭部の左くぼみの中心を通って，首のつけ根に至る線がC2となります．
　以上，Ａ～Ｃ線上を，つむじから下方に向かい，少しずつ指をずらしながら２セットずつ刺激します．途中でとくに痛みを強く感じた箇所があった場合には，そこでいったん立ち止まり，５回ほど集中的に押しましょう．
　眼精疲労が辛い，目の働きを良くしたいという人は，つむじと左右のまゆ上にあるくぼみを結ぶ線，難聴があったり，耳の働きをもっとよくしたい人は，つむじから左右の耳の後ろのコリコリとした骨の外縁に沿った線を押しもみするとより効果的です．
　つむじ押しを行うと，頭部から下がってきた血液が首や肩で停滞し，痛みやこりが出てくることがあります．その場合は，首や肩を回したり，乾布摩

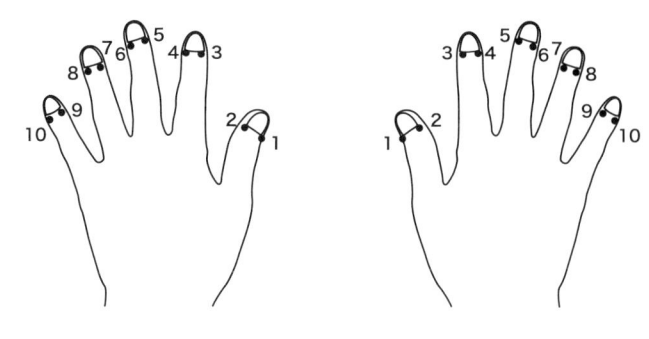

爪もみのやり方

擦を行ったりして，血液を流すように心がけてください．

　以上にご紹介した通りにやるのが難しいという方は，つむじを起点に頭全体を指でマッサージしたり，頭の乾布摩擦を行ったりするのでもかまいません．多少やり方が違っても，"頭から下へ気を通す"つもりで行えば効果はあります．

爪もみ
刺激する場所
　刺激する場所は，両手の親指（1・2），人さし指（3・4），中指（5・6），薬指（7・8），小指（9・10）の爪の生えぎわにある両角です（上図を参照）．

やり方
　爪の生えぎわの角を，反対側の手の親指と人さし指で両側からギュッとつまみ，「少し痛いな」と感じるくらいの強さで10秒ほどもみます．右手が終わったら，同様に左手を刺激します．刺激が弱いと効きませんが，出血するほど強く押してはいけません．1日に2〜3回を目安に毎日続けてください．

　手の爪の生えぎわは上半身，足の爪の生えぎわは，下半身の症状改善にとくに効果があります．手の爪もみだけで症状が改善する例が多いのですが，

全身の血流を促す意味で入浴時などを利用して，足の爪もみも行いましょう．

　患者さんの話では，テレビを見ているとき，お風呂に浸かっているとき，電車に乗っているときなどを利用して行っている人が多く，「気がついたら爪をもむ」が習慣になっているようです．人によっては爪もみを行った後，一時的に症状が悪くなることがあります．これは病気が良くなる過程で生じる瞑眩反応（リバウンド）なので，心配せずに続けてください．

第6章

体験談

歩くこともままならなかったリウマチが寛解した
浅井幸子（仮名，47歳）[レストラン経営]

痛みは薬でしのぐ

　リウマチと診断されたのは，平成16年のことです．変調の兆しはそれより1年前から感じていました．はじめに手の具合が悪くなり，朝，目がさめると右手がこわばって握ることができません．それから間もなく，右手の小指がどこかにぶつけたかのように赤くぷっと腫れて，曲げ伸ばしすると痛むようになりました．

　もともと頸椎（首の骨）にゆがみがあったので，そこからきた痛みかと思い，首を冷やさないように気をつけてみました．しかし，症状に変わりはなく，やがて二の腕から手先まで左右対称に手が痛くなり，起き抜けから両手がこわばります．それはちょうど血が止まった後に血流が回復するときのような，むずむずした感じに似ていました．

　「おかしいな，おかしいな」と思いながらも，あまり深刻に考えていなかった私は，病院にも行きませんでした．1年ほど経った頃には，体のあちこちに腫れが広がり，ある日は手首，別の日は肘というように，日によって痛む場所が変わります．また，関節が熱っぽくなったり，骨が飛び出たところが赤くなったりして，節々も痛むようになりました．

　上半身にとどまっていた痛みは足にも飛び火し，足の親指のつけ根から足首，膝と，体の末端から上へ上へと痛みがのぼってきます．不思議だったのは，いつも左右対称に症状が出ることでした．1度だけですが，39℃近く高熱が出たこともあります．いつものかぜの熱とは少し違い，体中がびりびりしびれるような感覚がありました．一晩で下がったので，軽いかぜを引いたのかと思っていましたが，後にそれはリウマチ熱だったとわかりました．

病院に行く気になったのは，たまたまテレビでリウマチを取り上げていて，番組に出ていたゲストと私の症状がぴったり同じだったからです．「もしかしたら……」嫌な予感は的中，検査の結果は陽性．ただ，進行度を示す数値はプラス2で，まだ軽い段階と言われホッとしました．

　私は夫と2人で小さなレストランを経営しています．夫が厨房に入り，私がオーダーを取って料理を運び，片付けをする係です．従業員はいないので，フロアーでは私がフル回転．万歩計をつけると，1日の歩数は2万歩に達します．そんな状態ですから，リウマチとわかった後もお店を休むことはありませんでした．手足の指は腫れて痛みましたが，薬で抑えられる程度だったので，しのぐことができたのです．

足がむくみ，くるぶしが消えた

　そんな生活が一変したのは，平成17年の秋でした．同窓会があり東京に泊まりがけで出かけたところ，帰宅後から一気に症状が悪くなりました．膝下から先は象の足のようにむくみ，くるぶしが埋もれて見えません．手の痛みも強烈で力が入らず，ペットボトルのフタは開けられず，雑巾もしぼれなくなってしまいました．

　それまでは薬の量をセーブしていて，1日2回にとどめていました．ところが旅行から帰ってきてからは，1日3回飲まないと動けなくなりました．薬なしでは手首が痛くて，コーヒーカップをトレーに乗せることさえできません．お店は休めないので痛み止めが頼りになりました．

　薬が効いてくるのは，飲んで2時間後．それまで身動きがとれないことも，しばしばでした．いったん薬が切れてしまうと痛みで動けず，自分の体ではないようなもどかしさを感じました．この頃になると，布団が乗っている重みで足が痛くなり，眠れないこともありました．痛み止めはたいてい夜寝ている間に切れるので，朝は強烈な痛みが襲ってきます．布団の中で身動きもできず，じっと薬が効いてくるのを待つしかありませんでした．

担当の先生も私の症状が急に悪くなったので，早めに抗リウマチ薬を飲みはじめたらどうかと勧めてくれました．体の自由がきかなくなり，私ははじめてこの病気が怖くなりました．「このままでいくと，人の手を借りなくては生きていけなくなるかもしれない．もう薬を一生飲むしかない．へたをしたら，あと 30 年間は薬漬けになるかもしれない……」家族や店のことを考えると，目の前が真っ暗になりました．

痛いポイントがわかる福田先生

　そんな私を助けてくれたのは，東京に住む叔父夫婦です．高校時代の 3 年間，私は実家を離れ通学に便利な叔父の家で寝泊まりし，2 人からとても可愛がってもらっていました．結婚してからは会う機会もなく，例の東京旅行の時に 10 年ぶりに再会できました．2 人を心配させたくなかったので，リウマチのことは黙っているつもりでしたが，玄関で脱いだ私の靴がリウマチ用のものだったことから，あっけなくわかってしまいました．

　叔父は鍼灸師で，福田先生の病院で治療の勉強をしていました．私のリウマチを心配していた叔父は福田先生を紹介してくれ，平成 18 年 6 月から治療を受けることになったのです．私は抗リウマチ薬を飲む前に，この治療にかけてみたいと思いました．担当医は，私の希望を快く聞き入れてくれ，「あなたが思うように治療してください」と勧めてくれました．

　「薬は病気を治しているんじゃなくて，だましているだけだよ．急がなくてもいいけど，薬はだめだぞ」と初回に福田先生から言われた言葉に，私の気持ちは揺れました．ずっと痛み止めに頼ってきたのに，今さら薬をやめられるだろうか？　この治療を続けられるだろうか？　という不安がよぎったのです．

　それでも，先生から私の手足が冷えていることや，血流を良くして体が温かくなれば治るという話をうかがうと，やるだけやってみようと思いました．薬を使わずにリウマチを治せるなら，こんないいことはありません．

先生の鍼治療は一風変わっていて，磁気の針を使い，全身をポンポンと突っつくように刺激します．叔父から治療は痛いと聞いていましたが，たしかに痛かったです．先生は手の指から突っつきはじめて手首，腕と刺激し，上半身があらかた終わったら，つむじのまわりを刺激します．頭までくる頃には，体中から汗がしたたり落ちます．治療が終わると体がポカポカと温かくなり，どっと汗が吹き出しました．もともと汗はかかないほうなので，大量の汗には本当に驚きました．

　先生からは，「痛いところは温めなさい」といわれたので，さっそく携帯カイロを買ってきて体のあちこちを温めるようにしました．セーターの袖のリブ編みの部分を切って手足にはめ，折り返して輪になったところにカイロを入れておくとずり落ちず，体にしっかり当てがうことができます．こうして常時，カイロで温めてみると，夏場でも心地よく，つくづく体が冷えていることがわかりました．

　また，体を温めると，痛みの箇所がピンポイントでわかるようになりました．たとえば，足首が痛いという場合，今までは足首全体がねんざしたように痛かったのですが，カイロで温めると，足首の痛い箇所がくっきりとした筋状のものとして特定できるのです．しかも驚いたことに，先生が治療で刺激するラインと，自分が痛いと感じるこの筋はぴったり一致していました．

　「先生は，私の痛みがわかっている！」これまで，自分ですらはっきりと痛む場所がわかっていませんでした．それなのに，先生は1回目の治療からはっきりつかんでいました．「これならリウマチを治せるかもしれない，薬もやめられるかもしれない」私は，この治療に大きな希望を見いだすことができました．

　家族の協力も，落ち込んでいた私の気持ちを前向きに変えました．夫は自分が仕込みで忙しいにもかかわらず，「店が多少散らかっていてもいいし，家のほうはどんなに汚れていてもかまわないよ．洗濯物も放っておいていい．悪いけどランチタイムの時だけ，手伝ってもらえないか」と言ってくれたの

です．

　たった2人でやっている店ですから，私がサポートできないと主人にたいへんな負担がかかります．なにもかも承知のうえで，主人は私の治療を優先するために店を1人で切り盛りしていました．高校生の息子は買い物を手伝い，実家の父もなにかれとなく気遣ってくれ，叔父夫婦は「体調はどうだ」とよく電話をくれました．そうした周囲の人の優しさに包まれ，ありがたみがわかったときに，私は福田先生に頼り切るのではなく，自分で病気を治そうと決心できたのです．

乾布摩擦で痛みが楽に

　まず，何をしたらいいのだろう？　と考えて思いついたのは，福田先生が治療で刺激しているところを，自分で刺激してみるということでした．手がかりは，治療の後にうっすら残る青タンです．この治療痕と，私が痛いと感じる筋が全部合致していたので，青タンの跡をたどれば間違いなく重要なポイントを刺激できると思ったのです．

　3回目の治療のときには，「絶対に治療の順番を覚えるぞ」と決めて，先生のやり方を頭にたたき込みました．磁気針を購入して，この青タンを次の治療まで自分で刺激することにしたのです．

　ところが問題がひとつありました．時間が経つにつれ青タンが消えてしまい，ピンポイントで刺激できなくなります．「先生のやり方をきっちりたどるのは難しい！」と悟り，今度はタオルを使った乾布摩擦で，体全体をおおざっぱに刺激する方法を試してみました．このやり方では刺激する範囲が広くなるので，痛い筋もカバーできます．

　使いやすかったのは，おしぼり用の小さめのタオルです．これを細長くクルクルと丸め，皮膚を強めにごりごりしごくようにこすります．はじめは痛くて，痛くて，涙がにじみ出てきましたが，3〜4日すると痛みが徐々に楽になってきました．こするほどに痛い筋がわかるので，そこをカイロなどで

温めてから集中的にごしごしやります．背中など手が届かないところは，長いタオルを両手に持って，背中を洗う要領でこすりました．

　慣れないうちは1時間くらいかかっていましたが，だんだん要領が良くなって30分か40分でひと通りできるようになりました．これを朝，晩欠かさず続け，週に1度治療に通いました．すると，目に見えて痛みが和らいできたのです．おかげで痛み止めも徐々に減り，1日3回から2回，やがて1回になりました．体の手当てをしながら減薬したせいなのか，薬を減らす過程で痛くて動けない，仕事ができないということはありませんでした．

　夏の暑い頃は，まだ痛み止めを日に1回は飲んでいました．「もうやめてもいいかな」と思うほど，痛まない日も多くなりましたが，お天気によって調子が悪くなることがあり，不安でやめられません．私の場合，台風が沖縄まで来ると，そのときに調子が悪い関節が痛くなります．

　お天気があやしい日など，息子は，「今日，カサ持っていったほうがいいかな？」と聞きます．「今日は足が痛いから，雨が降るわよ」と予測すると，その通りになりました．高い確率で予測が当たるので，夫や息子からは"お天気母ちゃん"と呼ばれたくらいです．9月にはいると，そうしたお天気の影響も受けにくくなり，痛みがほとんど出なくなったので，ついに痛み止めをやめることができました．もっとも，本当に痛いときは飲んでいいと思うようにして，痛み止めはお守りがわりに持っていましたが．

頑張りすぎ，冷やしすぎをやめた

　福田先生の治療がはじまってから，先生が教えてくださったことは，一言も聞き逃さないぞという気持ちで私は暮らしてきました．私はのんびりした性格ですが，一方で自分で決めたことはやりとげないと気がすまないところがあります．たとえば，洗い物は全部片づけてしまわないと気がすまない，部屋はきれいにしておかないと気分が悪い，用事を残しておくと，気になってしかたないのです．

今から思うと，そうした私の心の持ち方が，この病気の引き金にもなっているると思います．一番いけなかったのは，体を冷やしたことです．私は趣味で洋裁をやっており，よく人に頼まれます．先方も私がレストランで忙しいことは承知していますから，急かしたりはしません．ところが，私は一気に縫い上げたいので，頼まれると寝ないでミシンをかけてしまいます．

　一晩中ミシンをかけていて，はっと気がつくと明け方．暖房もつけない寒い部屋で，手足は氷のように冷え切っているということがよくありました．しかも，ちゃんと温めないまま布団にもぐり，朝まで仮眠をとって働くというようなことを，20代から続けてきたのです．自分で気がつかないうちに体を冷やし，無理を強いてきたことがリウマチを招いたと思います．

　病気を体験したことで，もう頑張りすぎはやめました．これまでは朝起きたら，家事モード全開でしたが，今は主人がいたわってくれることをいいことに，家族の朝食を作った後はコタツの中でぬくぬくとテレビを見たりしています．午後も，しっかり昼寝をして休憩します．

　洋裁は続けていますが，前のように睡眠時間を削ってやるような無理はしなくなりました．いつも体を温めることを肝に銘じて，携帯カイロは肌身離さず，睡眠時間は8時間とる．ゆったりと生活を楽しむようにして，体に休養をあげるようにしました．

自分で痛みを消した

　「悪いところだけマッサージやってもだめだから，全身で流してあげるんだよ」これも治療中，何度も耳にした言葉です．また，「悪いものがよどんでいたら，それを流してやる方向があるんだ」という話もしばしば耳にしました．

　こうした先生の話をうかがっていて，平成18年11月頃からはリンパマッサージもはじめました．私は美容師の資格も持っていて，美容学校時代にリンパマッサージの知識をいろいろ学びました．皮膚には，皮膚割線といっ

て繊維が走っている方向があり，この流れに沿ってマッサージをすると，より体液の流れを促すことができます．体にもたくさんリンパ節があるので，皮膚割線を意識しながらマッサージを行えば，悪いものがより流しやすくなると考えました．

　息子にインターネットでリンパ節の場所を調べてもらうと，これも先生の治療ポイントに近いようです．ますますやる気になりました．マッサージは，両手の指先，手，肘の裏，脇の下，胸，背中，お腹全体，脇腹まで全部やったら上半身は終わり．次に下半身は末端から，上へ向かってこすります．足の爪のまわりをぐりぐり刺激したら，すね，膝，太もも，鼠径部まで螺旋状にくるくるとこすり上げます．

　お風呂で体を洗うときもマッサージと同じ順番で洗い，お風呂上がりには手にオイルをつけて簡単にマッサージします．コツは痛いところをさすること，つねに，「流す」という気持ちをもって手を動かすことです．やっているときは痛いのですが，あとでかならず楽になります．

　マッサージは朝目覚めたときに，布団の中でも行いました．その当時は一晩同じ方向を向いて寝ていると，朝起きたときに悪い方の足首がこわばって痛み，立つことができません．この痛みを何とかしたいと思い，寝たままの状態で，まずおなかを円を描くようにぐるぐると強めにマッサージし，その後，鼠径部のリンパ節をやります．最後に片方の足で，もう一方の足の裏をぐりぐりこするようにマッサージしました．

　こうしてひと通りマッサージし，恐る恐る立ってみるとどうでしょう，床に足を着いても足首は痛まず，楽に起き上がることができたのです．「私って，すごい発見しちゃったな！」痛みを自分でとることができ，本当にうれしかったです．

もう病気は怖くない
　先生の治療と並行してマッサージをはじめてから，体調はさらに良くなり，

手足の痛みは完全に消えてしまいました．夫は，「前は階段を降りてくる音がトッタントッタンだったけど，今はトトトトと降りてくるんだな．階段の音まで違うなんて，本当にすごいね」とよろこんでくれました．それまで，痛み止めを痛くなくてもお守りがわりに持っていましたが，痛みから解放された11月，お守りにすがる気持ちも消えました．

乾布摩擦やマッサージは健康度を上げるのに役立ちました．これまでお手洗いがとても近くて，2時間足らずの間に2回，日に十何回もトイレに行っていたのですが，1回でたっぷり出るようになったおかげで間があくようになりました．夜中は3回か4回は起きていましたが，今は1回か2回です．

今年（平成19年）の2月のはじめには，足の腫れが完全にとれて，くるぶしの輪郭もくっきり出るようになりました．2月20日，治療に行くと，福田先生はニコニコしながら，「もう自分のことは自分で面倒みられるな．じゃあ，卒業！」とおっしゃいました．先生の言葉に一瞬胸がつまり，寂しくなりました．一方で，これから先は自分でやろうという思いも強くなりました．「大丈夫．これまでやってきたことを，またしっかりやっていけばいい」と．

先生は，「血液の流れをよくして，たまった悪いものを出してあげたら治る」といつもおっしゃいます．私も自分の経験から，まさにそうだと納得しています．乾布摩擦はとても単純な養生法です．でも，やってみると血液の流れは良くなり，やればやっただけの結果が出ます．痛くても続けていれば，痛みも消え，薬も不要になるのです．

現在，私は薬からも痛みからも自由になりました．お天気が荒れても，台風が近づいても全然痛くならず，雨が降るかどうかもわかりません．健康を取り戻すことができて，本当にうれしいし，ありがたいです．

「俺はただ手助けしているだけだよ．病気治すのは本人なんだから」今は先生の言葉の意味がよくわかります．自分で治そうという気持ちが生まれたら，もう病気は怖くないのです．

30年来のアトピーが改善し
ステロイド剤もやめることができた
森岡いずみ（仮名，34歳）［主婦］

子どもの頃は軽症だった

　自分のアトピーがひどかったとき，人から「これがいい」「あれがいい」と言われるのが，私はとても嫌でした．いくら熱心に「試してみて」と勧められても，どうせ効かないんだから，放っておいてほしいと思っていたのです．けれど，実際に自分のアトピーが良くなってくると，自分の体験をアトピーの人に伝えたいと思うようになりました．

　アトピーの人を見かけると，「違ってたらごめんなさい．もしかしてアトピーですか？　もし興味があったら……」と，福田稔先生の治療のことや，先生の本について話しかけてしまいます．余計なおせっかいだと，重々わかっています．でも，ステロイド剤を断ち，健康を取り戻せる方法があるとわかれば，治療の選択肢が広がるかもしれません．私の闘病体験が，アトピーで悩んでいる方に少しでも参考になればと思いお話しします．

＊　　　　＊　　　　＊

　いつからアトピーになったかという記憶は曖昧ですが，幼稚園の頃には肌がカサついたり，かゆくなっていたと思います．母に連れられて皮膚科に通ったり，いろいろな民間療法を試した覚えがあります．小さい頃は症状も軽く，医師からは「大きくなったら治りますよ」と言われていました．たしかに10代の半ばになると症状もだいぶ落ち着き，さほど心配していませんでした．

　アトピーが悪化するのは，進学などで環境が変わった時でした．手足の関節の内側や首，目の回りが赤くなってカサカサします．一番辛いのはかゆみ

で，夜中ずっと母が掻いてくれました．当時はステロイド剤を使うことにも抵抗はなく，悪くなったら使い，良くなったらやめるというのを繰り返していました．

　一方で母が集めた情報を試してみることも続いていました．お酢がいいといわれればお酢をとり，添加物が入っていない食事を食べ，母が作ってくれた野菜ジュースも飲み，さまざまな民間療法も試みました．しかし，これといって効果はなく，悪くなったらステロイド剤で鎮めるという日々が続いていました．ステロイド剤の軟膏は劇的に効いたので，日常生活に困るということもなかったのです．

ステロイド剤の飲み薬が元凶

　アトピーの症状が不安定になってきたのは，20代に入ってからです．当時，乳ガンの末期だった母の看病で，父と妹の3人で看病にあたっていました．朝，出社前に病院に寄り，仕事が終わったあとはまた病院に戻って，母に付き添うという日々が2年ほど続きました．そんな中，アトピーも悪くなる一方で，顔のかゆみがひどく，皮膚がじゅくじゅくして目が腫れ，首の皮膚がむけるようになりました．

　その頃の私が最優先に考えていたのは母だったので，自分のアトピーのことは後回しでした．とりあえず症状を抑えておこうと思い，ステロイド剤を使っていました．それまでは悪くなっても，また良くなるというパターンを繰り返しており，ステロイド剤は火消し役として重宝していたのです．

　そのステロイド剤でも収拾がつかなくなるほど，症状が悪化したのは26歳の時．母が亡くなった後でした．今までは何週間か続くとおさまっていた顔の炎症が，おさまらなくなったのです．ステロイド剤を朝塗ると夕方にはきれいになりますが，2～3日すると症状が悪くなります．

　顔がアトピーで腫れると人目が気になり，ステロイド剤は片時も手放せなくなりました．やがて肌の良い状態というのは全くなくなり，悪い状態が延々

と続くようになりました．顔の皮が1枚はがれたような感じになり，汁が絶え間なくにじみ出てくるので，ティッシュで拭き取りながら仕事するような毎日でした．

　もう，どうにもならないという状態になり，はじめてステロイド剤の服用をはじめました．このことが，その後の苦しみのはじまりでした．プレドニンを2〜3カ月飲み，その後はステロイド剤と抗ヒスタミン剤が入ったセレスタミン3錠を約5年間飲み続けました．27歳ごろからは，アトピーの症状に加え，極度の冷えや生理痛，頭痛，肩こり，めまいなどの症状も出るようになりました．かゆみはひどく，皮膚もくずれたような状態が続いていました．

　当時はステロイド剤の服用は控え目にして，漢方薬で体質改善をはかる皮膚科に通っていましたが，治療効果は上がりません．おそらく私の生活習慣も原因だったと思います．仕事が忙しくて残業が多いうえに休日出勤もあり，慢性的な睡眠不足と運動不足も手伝って体の疲れがとれませんでした．同僚も私のことを気づかって，あまりに状態がひどいときは「無理しないほうがいいよ」と声をかけてくれますが，私だけ仕事の量を減らすわけにはいきません．

　「ステロイドやめる，やめない」で，つき合っていた彼とはよく議論になりました．彼は私の状態が刻々と悪くなっていくことを心配して，ステロイド剤のことをいろいろ調べたようです．「ステロイドを飲む前，君の肌はきれいだったのに，飲んでからどんどん変わった．こんなこと絶対おかしいからやめろよ」と何度も言います．

　私もステロイド剤について勉強し，自分が抱えている症状が副作用だと気がつき，皮膚科医に，ステロイド剤を切ることを相談していました．そこで，返ってきたのは，「もちろんそれは承知していますが，このままの状態では生活がなりたたないでしょ？」という答えです．

　これまでアトピーを理由に仕事をやめるのは絶対に嫌だと思っていた私

ですが，仕事を続けながら薬をやめるのは不可能だと思い，平成15年，30歳で仕事をやめました．その前の年に彼と結婚し，子どもを持ちたいという気持ちもあり，どうしてもステロイド剤をやめたかったのです．

　前後3カ月は胎児への影響が出る可能性も否めないのでステロイド剤は服用しない方が良いと言われ，私自身も万一のことを考えて脱ステロイドに踏み切りました．主人は子どもがほしいということもありましたが，何よりも私の体を心配し，「ステロイドを本気でやめる気があるなら，みんなで支えるから」と言ってくれました．

脱ステロイドができる医師を捜して

　私は退職してからまるまる1年かけて脱ステロイドを試み，3錠使っていたセレスタミンを1錠にまで減らすことができました．ところが最後の1錠がどうしてもやめられないのです．薬を使っていても，アトピーは悪化の一途をたどっていました．顔の炎症がとくにひどく，皮がむけて真っ赤な状態でした．顔の表面は甲羅がはったように固くなり，本来なら透けて見えるはずの血管も見えません．熱が出たり，体がだるくなったりして，自分1人でステロイド剤をやめる難しさを痛感しました．

　ステロイド剤を使わない医師はいないのだろうか？　本やネットで脱ステロイドを手伝ってくれる医師を捜す日々が続きました．そんな折，たまたま親戚が勧めてくれたのが福田稔先生の「爪もみ」でした．

　先生の本には「自律神経免疫療法」が紹介されていました．白血球の数値を見ながら免疫状態を判断するという点が，他の治療とは違うと思いました．ある治療法で治ったという話を聞いても，果たしてその治療が自分にも効くかどうか判断材料がありません．白血球の変化を判断材料とするなら，信頼できると思いました．聞いたこともない治療法で，はじめは半信半疑だった夫も，「きっちりとした理論があるから信用できる」と納得していました．

　さっそく先生とお話ししたいと思い病院に予約を申し込んだところ，なん

と2年待ちといわれました．そんなに待てない！　そう思った私は，わらにもすがる思いで，これまでのアトピー治療のこと，ステロイド剤を切らないと妊娠できないことなどを手紙に書きました．私の逼迫した思いを理解してくださったのか，平成17年3月に病院から連絡があり，治療がスタートしました．

髪やまゆげが抜け，体中から液がこぼれる
　福田先生は私の腫れ上がった顔や，赤くなった全身を見るなり，「なんでここまで放っておいたんだ．真っ黒じゃないか．薬を使ったらいけないんだよ」とかなり厳しくおっしゃいました．その日は主人が付き添ってくれたのですが，「過保護はだめだよ．自分のことなんだから，自分でやりなさい」と夫婦ともども怒られました．
　先生の言葉はかなりきつかったのですが，言葉の裏に優しい人柄がにじみでていて，この人なら信頼できると思いました．先生の喝に，今度こそステロイド剤を切ろうという覚悟もつけられたのです．
　現在の治療は磁気針を使っていますが，その頃は注射針で体を刺激していました．皮膚に針が刺さっても出血せず，痛みもまったく感じませんでした．それは私の状態が悪かったためで，後に回復するにつれ出血もするようになり，痛みを感じるようになりました．びっくりしたのは治療の時に，体が温まってきたことです．いつも手足が冷たかったのに，帰りの車の中では体がぽかぽか温かくなりました．
　福田先生からはアトピーが治る過程で起こる激しいリバウンド（治療をはじめる前より，急激に症状が悪化すること）の説明は聞いていました．週1回の治療を受けるようになって間もなく，その強烈なリバウンドがやってきました．
　最初に現れたのは極度の冷えでした．いくら着込んでも，寒くてふるえが止まりません．お風呂に入っても全然温まらず，布団の中でもガタガタふる

えて，湯たんぽを足やおなかに当て，毛布にくるまっていました．

　はじめ 1800／mm^3 台あったリンパ球はどんどん減り 1500／mm^3 台までになりました．一方で白血球数は最高で 2 万／mm^3 くらいまで増え，最悪の状態でした．体中の皮膚がぐちゅぐちゅになって，黄色い浸出液が出ました．熟れた果物のように甘く，何ともいえない嫌な臭いの液体が，じわじわとしみ出てくるのです．浸出液が多くシーツでは間に合わず，大きいバスタオルをベッドの上に何枚も重ねて吸いとり，日に何回かパジャマも着替えなくてはなりませんでした．皮膚の落屑も激しく，脱皮しているかのようにむけ落ちました．私が通った所は，床に落ちた皮膚の白い線ができるほどでした．

　生理は治療 1 カ月目から半年間止まりました．尿が出なくなったせいで，全身がむくみ歩けなくなりました．放っておけば尿毒症になるので，3 月から 7 月まで利尿剤を飲んだところ，効果はあったのですが，完治には至りませんでした．むくみの解消に役立ったのは，意外にも食べ物でした．先生に玄米を勧められたので，白米をやめ雑穀や玄米を主食にし，玄米にスプーン 1 杯の粉寒天を入れて炊くようにしたところ，よく尿が出るようになったのです．

　リバウンドは精神面にも現れました．気分の浮き沈みも激しくなり，うつのときは 1 日中，家族とも話さず，何も言わず，ぼうっとしています．テレビをつけても目に入らず，自分の中にひきこもり，何かを考えているわけでもなく，考えもまとまらず，何もできない状態でした．

　一方，躁状態のときはカラ元気とでもいうのでしょうか，家族にやたらと話しかけたくなり，わっと笑い出したりしました．けれど，その後，急に気分が落ち込み，今度はわーっと泣き出す……．周囲を振り回してしまいました．

　3 月から 4 月いっぱいまではリバウンドがピークに達し，かゆみのためにほとんど眠れず，体重は 3 kg 落ちました．5 月にはいるとかゆみが幾分軽くなり，眠れるようになりました．皮膚の落屑が激しく，髪がたくさん抜け，まゆげとまつげは抜け落ちました．

福田先生に「髪が抜けて，抜けて……」と訴えると，先生は「俺の前で髪の話はするなって」と冗談で返してこられるのです．非常に深刻な状況でも，先生にはユーモアがあって助けられました．
　この頃は満身創痍という状態ではありましたが，体の中の悪いものが抜けつつあるのか，少しずつ気分も落ち着き，買い物も近所まで歩いていけるようになりました．6月，まぶたの腫れがなくなったり，むくみが軽くなって，車を運転して外出できるようになりました．
　7月にはずっと続いていためまいもなくなり，浸出液がおさまって背中の皮膚がきれいになってきました．ただ免疫力が低下しているせいか，結膜炎になったり，目の回りにヘルペスができたりしました．
　7月から10月にかけてはかゆみが消え，よく眠れるようになりました．冷えもほとんど感じなくなり，落屑も終わって全体的に赤黒かった肌の色がきれいになりつつありました．10代のまだ軽かった頃のアトピーに戻ったような印象でした．
　9月には治療をスタートして半年間止まっていた生理が再開しました．びっくりしたのは，生理痛が完全になくなったことです．28歳ごろから生理のたびに頭痛がして，子宮内膜症と間違えるほどの激しい腹痛が起こったり，嘔吐したりすることもありました．会社にいたころは，生理がはじまる前から予防的に鎮痛剤を飲んでいたのです．それがピタリとなくなり，黒っぽかった経血が鮮血になっていました．生理の再開とほぼ同じ時期に抜け毛も止まり，体重も3kg増えて家事もできるようになりました．
　これまで経験した治療の中で，こんなに切れ味のいい治療ははじめてでした．先生からは「またリバウンドが来るぞ」とクギを刺されましたが，治る希望が持てるようになりました．

悲しみも乗り越えて

　2度目のリバウンドは12月からはじまりました．またしても全身がかゆ

く，眠れなくなりました．皮膚の炎症もひどく，落屑がはじまり，浸出液が出てきました．あまりにかゆいので，顔の皮膚を掻きこわしてしまうこともありました．先生に，「入院するかい？」と聞かれましたが，ステロイド剤を使わずに入院できる病院がないので，入院しませんでした．ステロイド剤に逆戻りしたくなかったからです．

　前回よりリバウンドは軽いように感じましたが，期間は長引きました．年があけて平成18年の春までさまざまな変調が消えては現れました．一時血圧が下がって，上が50 mmHgか60 mmHg，下が30 mmHgくらいが続いたこともあります．もう立っていられず，いつもくらくらしていました．血圧を上げる薬を少し飲み，3月には正常に戻りました．

　また指先の瘭疽にもたびたび悩まされました．指先が赤くなり，押すとぴゅっとウミが出ます．免疫力が下がってばいきんが入りやすくなっていたらしいのです．こうしたリバウンドの嵐も4月にはほぼおさまり，5月には顔がまだかゆかったのですが傷はなく，皮膚はすべすべになっていました．体のどこかしらがかゆいという小規模なリバウンドは，その後たびたび起こりましたが，それらがおさまった後は少しずつ少しずつ皮膚は健康を取り戻し，きれいになっていきました．

　平成18年12月，びっくりするようなことがありました．妊娠5週目とわかったのです．あまりにうれしくて，予約日でもないのに先生に伝えに行きました．すると先生は，「わざわざ言いに来なくていいって．良くなっているんだから，子どもができるの当たり前だよ」

　いつものぶっきらぼうな口調でしたが，先生もよろこんでくださっていると感じました．リバウンドが終わった頃から，ずっと計画していましたが，何カ月も妊娠しなかったので，このときは本当にうれしかったのです．よろこびはつかの間でした．7週目で自然流産してしまったのです．

　私の流産を知った時，福田先生は思いがけない優しさで励ましてくださいました．待合室で治療の順番を待っていると，つかつかと私のところに来て，

「つらかっただろ……」と声をかけてくださったのです．優しい言葉に，私は涙が止まらなくなりました．すると先生は，肩に手を置いてポンポンポンと軽く叩き，「でも，大丈夫だからな．大丈夫だから」と本当に温かく話しかけてくださいました．悲しい出来事でしたが，先生のおかげで落ち込まずにすみました．この先生に出会えてよかったと思いました．

そのとき私のリンパ球比率は15％．これでは妊娠の維持は厳しい状態なのだそうです．リンパ球比率がもっと上がってくれば，安定した妊娠期間を送れると先生は説明してくださいました．コンディションさえ整えば，また子どもができるとわかっただけでも良かったと思いました．

実際，この2年で基礎体温も大幅に改善されています．治療をはじめて半年経ったころには高温期が，1年経過したあたりから低温期の体温が上がりはじめたのです．平成17年3月の時点では，低温期が35.8〜35.9℃，高温期が36.5〜36.7℃でしたが，現在は低温期が36〜36.2℃，高温期が36.7〜36.9℃に上がっています．子どものころから汗をかきにくい体質だったのが，今ではよく汗が出るようになりました．これも体温が上がって，新陳代謝が良くなったからだと思います．体はまだところどころかゆくなったり，カサついたりしますが，以前のように皮膚がきれて傷ができるということはありません．皮膚の色もかなり白くなってきました．症状が改善されたので治療回数も減り，今は2週に1度通っています．

支えてくれた家族に感謝

母は私の結婚式を見ることなく他界しました．私は母がいなくて悲しい思いをしているので，子どもが生まれたら結婚するまでは健康で生きていたいと思うのです．そういう意味で健康のことはすごく考えるようになりました．

治癒を促すためにも，先生からアドバイスしていただいたことはいろいろやっています．睡眠時間はしっかりとるようにして，10時30分にベッドに入ります．8時間は寝てます．寝覚めがいいです．寝てないとてきめんに

肌の調子が悪くなります．

　食事面では，白米に発芽玄米や雑穀を混ぜていただいています．食べ物のアレルギーは目立った症状が出ないため，なんでも食べます．飲むものは温かいものを2ℓ，毎日飲みます．お茶だったり，白湯だったり，ハーブティーだったりします．汗をかくことは大事なことと言われていますので，エアロバイクをほとんど毎日，テレビを見ながらやっています．30〜40分．1時間ドラマだと，1時間はやっています．

　それと朝晩，乾布摩擦をやっています．肌の状態がひどいときは，ぬるめのお風呂に頻繁に入ります．肩にバスタオルをかけて半身浴をやって，寒いから，足湯もけっこう効果的です．熱めにして15分くらいやると，気分が良くなるんです．寒いなと感じたら，足湯をやります．

　無理のない範囲なら，仕事していいと先生からも言われているので，今，就職活動中です．ただし今度は以前のようにしゃにむに働かず，体を大切にしたいと思っています．目標を決めたら，絶対にやりとげるという性格なので，知らないうちに突っ走ってしまいがちです．最近は主人に「集中しすぎじゃない？」と注意されたら，がんばりすぎないように気をつけるようになりました．

　1人でアトピーを治している方の話を聞きますが，私は1人ではできなかったと思います．リバウンドがくると熱が出てだるくなり，自分では動けないからです．私たち夫婦は，治療が始まると近くの私の実家に引っ越しました．激しいリバウンドがおきると1人で部屋にいることが心配になったからです．父は定年退職して家にいたので，私が具合が悪くなったときに対応できるからです．父は病院の送り迎えをしてくれ，妹は食事など身のまわりの世話をしてくれました．こうしたおかげで，ステロイド剤を切ることもできたと思います．家族にはいくら感謝しても，足りないくらいです．

　「全力で支える」と言ってくれた主人は，本当に私をしっかり支えてくれました．闘病中は，自分で見ても，「なんてひどい皮膚だろう」と思うのに，

主人はただの1度も嫌な顔をしませんでした．子どもの頃から「何，この肌？」という視線を向けられることには慣れていましたが，主人は決してそうした目を向けませんでした．いつも優しく，「がんばっているよ．きれいになってきている．良くなっているよ」と声をかけてくれたことがうれしく，感謝の気持ちでいっぱいです．

福田先生に出会えた縁にも，感謝しています．先生はとても厳しいことをおっしゃいますが，とても優しいし信頼できる医師です．ここまでやってこれたお礼を言うと，「自分ががんばったからだよ」と先生はおっしゃいます．「病気は自分で治すものだからな」とも．でも，やっぱり先生のおかげでここまでがんばることができた，ここまで良くなって，本当にうれしいといつも思うのです．

ステロイド剤をやめてアトピー性皮膚炎を克服
木原歩（仮名，7歳），母・さなえ（仮名，41歳）

生後4カ月からステロイド剤を塗った

赤ちゃんの肌といえば，みずみずしくしっとりしているのが普通です．ところが，長女の歩は1度としてそうした肌になったことはありませんでした．アトピーらしい症状が出たのは，生後3カ月頃のこと．全身がカサカサと乾燥して，肌が真っ赤になりました．皮膚科ではアレルギー性の皮膚炎と診断され，保湿剤のローションを出してもらいましたが，いくら塗っても肌の乾燥はとまりません．膝や肘の裏側，手足の節々，指などがあかぎれのようになってしまいます．痛々しい肌をなんとかしてあげたいと思い，何軒もの皮膚科を回りました．あかぎれは良くなったり悪くなったりするので，悪いときだけ弱いステロイド剤を塗るという方法でしのいでいました．

1歳を過ぎると歩はアトピーだけでなく，ぜんそくの発作も起こすようになりました．気圧が変化するときや，季節の変わり目になると胸の奥からヒューヒューいう音がして，呼吸がひどく苦しくなるのです．1歳2カ月のときに気管支ぜんそくから肺炎が悪化して，1週間入院しました．
　小児科ではアレルギーの体質改善が必要といわれ，抗アレルギー剤を出されました．はじめはきちんと飲ませていましたが，娘にこれといった変化がなかったため，飲ませないことも多くなりました．その頃はアレルギー体質と聞いても，そう深刻に受けとめていなかったのです．気をつけていたことといえば，せいぜい卵を控えめにするくらい．それも2歳前までです．
　私が心配しはじめたのは，歩が3歳になってからです．再度，かぜから気管支ぜんそくになり入院しました．このときは気管支が狭まって呼吸困難を起こしました．点滴や吸入で苦しそうな娘を見たときは，本当にショックでした．小児科の先生から，「薬をちゃんと飲ませないから，こうなったんだ」と言われ，さらに落ち込みました．私がのんびりとかまえていたせいで，娘に辛い思いをさせてしまった．娘に申し訳ない．同じあやまちをしたくない．そんな気持ちから，先生に言われた通り薬を使うようになりました．
　当時はアトピーの症状も悪くなっており，とくに足の指周辺は悲惨でした．重いあかぎれのような状態になり，皮膚が切れてしまうのです．あまりに傷が深いので，指先が2つに裂けてしまうのではないかと思うほどでした．当然，本人はとても痛がります．傷口からは血も流れ，正視にたえない状態でした．ステロイド剤を塗ると一時良くなるので，皮膚の亀裂にステロイド剤をつけ，上からガーゼで巻いていました．この頃からステロイド剤は手放せない存在になりました．

ステロイド剤をやめよう

　ステロイド剤に依存しきっていた私が脱ステロイドへと方向転換したのは，自分自身が体調を崩したことがきっかけでした．

娘のアトピー治療に苦戦していた平成15年，私は2人目がほしくて不妊外来に通っていました．仕事のストレスなどで基礎体温のリズムが不安定なせいで，なかなか子どもができなかったのです．治療を受けて妊娠にはこぎつけたものの，2度も流産してしまいました．当時の職場の上司は妊婦を嫌うとまでは言いませんが，妊娠したことを知らせると「忙しいから迷惑なんだよね」というような雰囲気をそれとなく伝えてきます．そのため私も後ろめたく，つわりで体調が悪くても無理して勤務していました．こうした職場環境が流産の引き金になったのかもしれません．
　37歳という年齢に焦りを感じていた私は，少しでも早く2人目がほしいと思い不妊治療で評判のいい別の病院を探しました．1年半ほどホルモン治療を受けたところ，妊娠できたのですが，またもや流産になりました．そのときは子宮がソフトボール大に腫れ，おなかが痛み，歩くのがつらくなりました．
　病院で担当医に言われた言葉は，耳を疑うものでした．「2カ月たっても生理がこないときは再受診してください．ホルモン療法で負担がかかって子宮が腫れたんだな」
　私は，「えっ！」と思いました．その先生を信頼して1年半も治療に通いましたが，流産してから「治療のせいで子宮が腫れた」と言われたのです．いったいこれまでのことは，何だったのだろう？　なぜ，こんな目にあうのだろう？
　私はそれまで受けてきた治療に強い疑問を持ちました．良かれと思っていた治療で，結果的に自分の体を傷めてしまったのです．もうこんな不妊治療はやめようと思いました．自分がこれまでやってきたことが徒労に終わり，3度の流産を経験した私はすっかり気力を失い，うつ状態になって仕事も休職してしまいました．
　そんなある日，知人が「体にいいから」と健康食品を勧めてくれました．その人自身，いろいろな病気を，その健康食品で治したというのです．「そ

んなにいいなら」と飲んだところ，半年はこないと言われていた生理が20日で再開しました．そのうえ，半年後には妊娠できたのです．今度は大丈夫だろうか……．そんな不安も，無事安定期に入り払拭できました．

　この体験で私はハッと目がさめました．食べ物などに気をつけていれば，体は自分で治ろうとする力を発揮できるのではないか？　もっと自己治癒力を信じて，その力を促してやれば病気は自分で治癒できる，それは娘のアトピーも同じだ，と気がついたのです．もうステロイド剤に頼るのはやめようと思いました．

　平成16年2月から，ステロイド剤を完全にやめました．それからの3カ月間は，非ステロイドの軟膏やビタミン剤を処方する皮膚科医にかかりましたが，この先生は遠方にいるため相談は全てファックスです．娘の状態を1度も診ていない医師に頼るのは心もとない気持ちになり，その治療もやめました．5月からは医者なし，薬なしで，娘には健康食品をとらせて様子をみることにしたのです．

　そこから，いわゆる好転反応といわれる地獄がはじまりました．好転反応とは体が自ら治癒しようとして，体内の悪いものを出してくるのですが，一時的にアトピーがどんどん悪化し，娘の手や足は亀の甲羅が張り付いたような固い皮膚になって，黄色いウミがにじみ出るようになりました．夏，幼稚園でプールにはいったことも，症状の悪化に拍車をかけました．塩素が刺激になって，手の皮膚が切れてガサガサになり，かゆみと痛みでひと晩中眠れないという状態になりました．プールをやめてからも，症状は軽くなりません．娘は傷を掻き壊して，どんどんウミや血が出てきます．汗をかくと傷がしみるので，お風呂にいれてあげたいのですが，わずかに水があたっただけで痛がり，お風呂でいつもべそをかいていました．

「爪もみ」を勧められて

　薬なしでがんばろうとはじめたことですが，娘の悲惨な状態を見ているう

ちに,「失敗したかな……」と不安がこみあげてきました．それでもステロイド剤に逆戻りしなかったのは，近所の美容師さんが娘の肌を見て,「歩ちゃん，大丈夫よ．うちの息子は15年間，アトピーで苦しんだからわかるの．その肌の状態は治る兆候よ．もうすぐ良くなるわ」と言ってくれたからです．

　もう1人，私たちを励ましてくれた人がいました．近所の整体師さんです．その人から「爪もみ」を教えていただいたのです．その人の娘さんも，長年アトピーで苦しんでいましたが,「爪もみ」を続けたところ症状が改善してきたといいます．

　「爪もみを考えた福田稔先生のところは，患者さんがいっぱいで何年も予約待ちらしいよ．治療は無理でも家で爪もみやれば改善するから，どんどんやったらいい」とも教えてくれました．

　この話を聞いて，私はさっそく福田先生の本を読んでみました．そこに書かれていたことは，まさに娘と私が体験したことでした．病気は薬では治せない，自分自身の治癒力で治すものだとはっきり書かれていたのです．子宮の腫れがおさまり妊娠でき，お腹の中で赤ちゃんが順調に育っているのも，私の治癒力に守られているから．歩のアトピーも，治癒力で治せるはずだ！

　福田先生の言葉は，萎えかかっていた私の心に勇気と希望を与えてくれました．

　私は，本に書かれている養生法をやってみようと考えました．主人は爪もみの係で，夜，寝る前に娘の指をつまんで，ぎゅっぎゅっと押していました．体を温めるといいとわかったので，家にあった温熱器で歩の体を温めました．体が温まってくると腫れやウミはいっそうひどくなりますが，不安はありませんでした．血行が良くなると，そうした状態になると書かれていたからです．

　その頃，娘の胴体や手足の表面はワニ皮のような固い皮膚で覆われ，膝を中心に皮膚が割れていました．ウミが出ている部分にかさぶたができますが，娘がそれを掻き壊してしまうので，皮膚がはがれて血が出てきます．毎朝，はがれた皮膚がシーツにごっそりたまり，まるで脱皮したかのようでした．

ウミだらけ，血だらけという状況は日増しにひどくなり，さすがに私にも手に負えなくなりました．体から流れ出るウミは異様な臭いがし，見た目も凄惨で，とても人間の皮膚とは思えません．こんな状態を放っておけないと思った私は，9月の末に福田医院に電話しました．

　整体師さんから聞いていた通り，予約がとれる見通しはつきませんでした．私はわらにもすがる思いでお願いしました．「治療が受けられなくてもいいです．予約がとれるまで何年でも待ちます．ですから，それまで家でできることを教えてください．何でもいいんです．今，家で娘にやってあげられることを，やり方だけでいいですから教えてくれませんか」と．看護師さんは傷口にばいきんを入れない方法を，丁寧に教えてくださいました．患部にガーゼとリント紙を当て，その上から包帯を巻いておけばウミが吸いとられ，傷口を守ることができるということでした．

　それからというもの，娘の足や手にガーゼをぐるぐるに巻くようになりました．皮膚がじゅくじゅくしている部分や，ウミが出ているところは，全部ガーゼで覆いました．指の自由がきかなくなるので，娘も嫌がって抵抗します．かわいそうでしたが半ば強制的に巻いていました．その当時はウミの量が多くガーゼを大量に使うため，ガーゼ代だけで月に1万円くらいかかりました．

　朝晩包帯を交換するのに，それぞれ2時間はかかりました．夜は歩も疲れているので，眠ったままの歩に巻きます．朝は5時に起きて巻きはじめ，終わるのは7時過ぎです．その後，保育園に登園させるというくり返しです．毎日のことなので，私も睡眠不足が続きヘトヘトでした．

肌が黒から赤になった

　治療の機会がおとずれたのは，10月中旬でした．キャンセルがあり，急遽順番が回ってきたのです．娘を診た福田先生は，「こんなにステロイドを使って」と怒られました．先生の語気が強かったので，娘はびっくりしたよ

うです．磁気の針で体を刺激する治療は痛そうでしたが，娘には，私が「痛い治療だけどきっと治るから」と覚悟を決めさせていたので，泣かないで治療を受けていました．

1回目の治療が終わった後も，歩は緊張したままで一言もしゃべりませんでした．待合室で会計を待っていると，福田先生がスタスタとこちらへやってきて，娘に向かって「よう！　もう1回，治療やるかい？」とニコニコしながら声をかけてくださったのです．

どことなくユーモラスで飄々とした先生の様子に，娘の中で何かが変わったらしく，その瞬間から先生が大好きになったようです．治療は少しこわいけど先生や看護士さんが大好きで，通院を楽しみにしていました．痛いけど逃げずに治療を受け，そのあと楽しくしている娘に先生はかならず，「どうだい？」と声をかけてくださいます．そして，「我慢できて偉いぞ」とほめてくださったり，「歩ちゃんみたいに，明るい子は治るんだぞ～」と励ましてくださったりしました．

福田先生からは，「体にたまったステロイドを出しなさい」といつも言われていたので，歩の血行を良くするよう心がけました．温熱器で体を温めると，かゆみが増します．「掻きむしることは気にしなくていいよ．掻くことによって，血行が良くなるんだ」と先生から言われてびっくりしました．これまでかかった病院では，「掻いちゃだめ」が当たり前だったからです．ウミの量は相変わらず大量で，包帯を何層にも巻きましたが傷口からあふれ出ます．しみ出てくる汁は腐ったような臭いがして，包帯をとるたびにふぁっと漂ってきました．

10～12月までの3カ月は毎週1度通っていました．福田先生はアトピーが治っていくときのプロセスを，よく話してくださいました．「歩ちゃんの肌は今は黒いけど，だんだん白くなっていくぞ．黒が赤になって，そこから白になる．そうやって治っていくからね」と．

たしかに，その通りだと思いました．治療をはじめた頃の歩の肌は，黒に

221

近い茶色，濁った黒色に見えました．治療を続けていくと皮膚が真っ赤になって，ぷつぷつとした赤い湿疹ができ，そこから黄色いウミが浸み出してきます．そのうち黒から赤っぽい状態になり，その赤味もじりじりと引いてくるのです．

やがて徐々に黒色が薄くなり，手足が赤くなってきました．年末になると全体的に体が赤っぽくなってきました．まだ，ウミだらけで，皮膚はめくれ上がり，触るとザラザラ，ガサガサした皮膚でしたが，私たちは「こんなに良くなっていくなんて，すごい！」とはっきりとした手応えを感じていました．皮膚の色が変わるにつれ，治る希望もどんどん膨らみました．

カサブタからステロイドがわき出てくる

平成17年1月．治療を開始して3カ月目に入ると，それまであったあかぎれは目に見えて引きました．歩は依然として掻きむしってはいましたが，皮膚が丈夫になってきたのかしっかりとカサブタができるようになりました．傷がふさがったおかげで，体が1枚の皮膚で覆われているという感じに見えます．

本人は他の女の子のように，ハイソックスをはいて，スカートもはきたがっていました．可愛いスカートがあると，「これはきたいよ」と言います．私としてもはかせてあげたいと思っていたのですが，「やめなさい．あちこち血だらけなんだからやめて」とまわりから言われあきらめました．その当時はまだワニの皮をかぶったような状態で，とても子どもの足には見えません．あと少しの辛抱．心の中でスカートをはかせてあげられる日を，指折り数えて待ちました．

リバウンドは延々と続きました．今から振り返ると，ステロイド剤を多く塗ったところほど，頑固に治らなかったように思います．顔はあまり塗らずにすんだので，ひどくなりませんでしたが，ステロイド剤をたっぷり塗った手や膝，足の甲，指は最後の最後まで治りませんでした．

奇妙だったのは，左右のふくらはぎの外側にできた直径5cmほどの茶色いカサブタです．まるでアップリケをしたかのような丸いカサブタから，ぷつんぷつんとウミが吹き出してくるのです．

　そのウミは，体にたまったステロイドだったのでしょう．カサブタはステロイドがわき出る井戸です．ウミが出れば出るほど，カサブタの面積が小さくなっていき，ウミが出切ってしまうと，まわりの皮膚と完全に同じ色，質感に戻って消えました．なぜその場所に，そんなカサブタができたのか？　今，思い出しても不思議な現象だと思います．その年は軽いリバウンドを繰り返し，リバウンドが終わると良くなるというパターンを繰り返していきました．

念願のスカートがはけた

　平成18年のお正月には，皮膚もだいぶ安定していました．体調や季節の変わり目に，膝の後ろがカサカサして赤くなったりして，出たり引っ込んだりする程度です．

　6月，それまでくすんでいた皮膚の色が，まだらに白くなってきました．今まで娘は地黒だと思っていましたが，実は色白だったことがわかりました．ステロイドのせいで，くすんでいたのです．

　その年の夏になると肌がさらにきれいになり，秋になるとまわりからも「良くなったねえ」と声をかけられるようになりました．念願のスカートをはけるようになったのは，今年（平成19年）の1月です．長い間，楽しみにしていたので，娘も本当にうれしそうでした．

　福田先生の治療のかたわら，家でもいろいろな手当てをしました．福田先生から，「汗を流しなさい」と言われていたので，できるだけ体を動かす機会を増やしました．モダンバレエ教室に通って体を動かすようになってから，すっかり運動好きになりました．よく食べるようになって便もしっかり出るうえ，体がスリムになったので本人もよろこんでいます．

下の子は今年2歳になり，多少アレルギーがあるようですが，薬は使わず家庭でできることをやっています．歩のアトピーで学んだことが，下の子の手当てにも役立ちました．アトピーの子どもを抱えていると，親はどうしても落ち込みがちです．でも，治る希望を捨てずに，やれることをやってみると，かならず解決の糸口が見えてくると思います．
　たとえば，爪もみや乾布摩擦はあまりにも簡単すぎる家庭療法で，「こんなもので，治る？」と思いますが，だめ元でやってみるのです．「どうせだめだ」と決めつけると，治るチャンスが遠のくような気がします．家庭でのケアは，頑張りすぎないことも大切です．「絶対にやらないとだめだ」と思いこまず，「60点，70点でいいや」と気楽にかまえるようにしています．

　福田先生は，「明るく，希望を持って暮らせば治るよ」と，よくおっしゃいます．自分たちの体験からも，本当にその通りだと思います．親としてできる最善のこと，それは子どもに明るく接することです．症状が重いときでも，親が楽しい話をして笑い転げたり，一緒に体を動かしたりしていると，それはそれで楽しく日々を送ることができます．子供に治るのだという確信を持たせることは大切です．
　現在も春や夏，気候が温かくなると，血行が良くなってリバウンド現象を繰り返していますが，皮膚の白い部分がずっと増えてきました．歩の手足を見た人が「大丈夫？」とかわいそうに思って声をかけてくださることもなくなりました．本人も，手足を出して学校のお友達と楽しく遊んでいます．

ステロイド剤と抗うつ剤をやめて
7年来苦しんだ膠原病とうつ病を克服

小泉茉莉（仮名，34歳）[家事手伝い]

"うつ"を呼んだステロイド剤のパルス療法

　福田稔先生の治療を知るまで，「病気は薬で治すもの」と思っていました．私がかかった膠原病やうつ病は，どちらも一生薬を飲まなければならない病気．そう信じて疑わなかったのです．けれども，福田先生の自律神経免疫療法を体験して，「薬は症状を止めるだけで病気は治さない」「病気は自分で治すものだ」と思うようになりました．薬をやめるためにたいへんな苦労をしましたが，努力した甲斐があったと思っています．これまでの経験をお話ししましょう．

　膠原病になったのは平成12年5月，27歳のときでした．ある晩，突然，手の関節が痛み，曲げられなくなりました．あまりに痛むので慌ててしまい，夜中に救急病院に駆け込みました．ところがレントゲン検査では特に異常は見つかりません．当時，勤めていた会社の事務仕事で手を使いすぎたために痛むのだろうと言われました．

　病院で出された痛み止めを飲むと激痛はおさまりましたが，手首の痛みはすっきりしません．1カ月ほど整骨院に通っても良くならないので，総合病院の内科に入院して精密検査をしたところ，膠原病の一つである「全身性エリテマトーデス」と診断されたのです．

　入院中は痛み止めで手の痛みはいったんおさまりましたが，かわりに激しい頭痛がはじまり，食事をとることもできなくなりました．間もなく手の痛みも再発し，痛みをおさえるためにステロイド剤のパルス療法（薬を短期的に大量投与する治療法）を受けました．1日に点滴で入れるプレドニンは

300 mgです．治療後，痛みはうそのように消えました．本当にびっくりするような効果でした．

　しかし，3日間点滴を続けた結果，精神的にまいってしまいました．気分が非常に高ぶったかと思うと，一転して死にたくなるほど落ち込むのです．気分の浮き沈みが激しく不安定になり，自分が自分でないような気がしました．

　病院の先生は点滴後も，痛みを予防するためにプレドニンが必要といいます．先生のプランは，はじめは5 mgの錠剤を朝7錠，昼4錠飲み，2週間ごとに検査をして減薬するというものでした．

　9月に退院するまでの3カ月間は，プレドニンに体を慣らすための期間でした．この薬を使っている限り痛みはまったくありませんが，自分の感情がめまぐるしく変わり，どうしていいかわからない状態でした．急に怒りがこみ上げてきたかと思うと，不安で落ち込みます．泣いたり，イライラしたり，家族にくってかかったりを繰り返していました．興奮している時間が長く，夜はほとんど眠れません．

　退院してから1年間は，痛みこそないものの精神的にずっと混乱し，全身に湿疹が出るなどして体調も思わしくありませんでした．私の様子を心配した母が，「娘の様子が尋常ではないんです」と内科の先生に相談したところ，「膠原病になれば，うつ病も一緒に起こるものです」と言われ，精神科を受診するように勧められました．

母を叩く快感

　平成13年10月，精神科を受診したところ，「気分が落ち込まない薬を飲みましょうね」と言われ，抗うつ剤と睡眠薬，精神安定剤などが処方されました．今度も薬の効果はてきめんでした．精神科の薬を飲むと，なんともいえない明るい気分になるのです．久々にすっきりした気分を味わうことができました．

問題は，薬の効きがそう長くないことでした．数時間経って薬が切れてくると，急にイライラして，わけもなく腹が立ちます．強烈な怒りや感情の高ぶりが胸の奥から突き上げてきて，おさまりがつかなくなるのです．行き場のない感情のはけ口として，私は母を選びました．拳骨で母を叩くと，気持ちがすっきりします．私に叩かれおびえている母の姿を見るのは，たまらない快感でした．母のこわがる顔が見たくて，いじめをやめられなくなりました．
　母に対して取り返しのつかないことをしていたのですが，その頃の記憶はどこか曖昧模糊としています．精神科の薬を飲むようになってから，覚えていないことが多いのです．「母を叩いて気持ちよかった」という感覚は，はっきり思い出せます．ところが拳骨で叩いたり，蹴り飛ばしたという具体的な記憶は残っていません．母への暴力がどのようなものだったかは，後に全部母から教えてもらいました．
　私自身には暴力の記憶が残っていないので，お風呂上がりの母の体に黒いあざがあれば当然びっくりします．
「お母さん，一体そのあざどうしたの？」
「お前に叩かれたんだよ」
「うそでしょ！　本当に私のせいなの？　私が叩いたの？」
　痛々しいあざを目の前にしても，私がやったとは信じられません．母の話を聞けば申し訳なさでいっぱいになりますが，その後何年も私は母を叩いたり，蹴ったりし続けたのです．暴力は母に集中し，父には何もしなかったそうです．母は1人辛い目にあっていましたが，「難病の薬を飲んでいるからこうなるんだ．仕方ないんだ」とあきらめていたと言います．
　もともとお母さん子だった私は，母が全てでした．ですから，母が自分から遠ざかるような気分にさせられるのは，辛くて耐えられませんでした．一番苦しかったのは，兄の幼い子どもたちが遊びに来たときです．孫を可愛がる母を見ていると，自分が見捨てられそうな心細さ，母が取られてしまうような恐怖を感じてイライラしてきます．カッとなって押し入れの布団に火を

つけたこともありました．

　自分以外の家族が楽しそうにしていると，＜私が死ねばみんながよろこぶし，親孝行できる．私は生きていてはいけない人間なんだ＞という気にもなってくるのです．そして，家族の目が「死ね，死ね」と言っているように見えたり，みんなで私の悪口を言っているように思えてきます．「私はいないほうがいいんだ，死んだ方がいいんだ」と思い，遺書を書いこともあります．

人に会うのが怖い
　落ち込みや不眠を治したいと思って精神科の薬を飲み始めた私ですが，薬が切れてしまうと，かえって具合は悪くなりました．今から振り返ると，当時の私は被害妄想の塊だったのです．つねに自分が人から攻撃されるという恐怖感があり，他所へ出かけるのも怖いし，人に会うのも怖いという状態でした．母と一緒に歩くなら大丈夫ですが，1人では怖くて歩けません．「気持ち悪いブスだ，デブ」と言われそうな気がするからです．

　実際，車で信号待ちしていた時，隣の車線の車から「ブス，デブ」とからかわれたことがあります．それ以来，信号待ちをしているときは窓を全部閉め，発進するまで絶対周囲を見ないようにしました．「目が合えば，また何か言われる」，そんな恐怖感でいっぱいでした．

　当時，体重は89kgありました．膠原病になる前は食事にも気をつけ，59kg前後だったのです．ところがプレドニンを常用するようになってから，異常に食欲が高まり，食べても食べてもおなかがすきます．たえず何か食べてないと落ち着かないので，四六時中口にものをいれていました．その結果，あっという間に30kgも増えてしまったのです．自分でも太ったという自覚があったので，人目がよけいに怖くなりました．

　はじめは他人が怖かっただけなのですが，しだいに私は一緒に住んでいる家族にも違和感を感じるようになり，普通に会話ができなくなりました．2階の自室にこもる時間が長くなり，部屋を真っ暗にしたまま1人で食事を

するようになりました．

薬漬けから抜け出したくて

　そんな状況が何年も続いたので，母のストレスは相当のものだったのでしょう．私の病気が発症してから2年ほど経ってから，母はたびたび不整脈を起こすようになりました．自分自身の健康もそこない，娘の具合も改善せず，「薬と縁を切らなければ，娘も家族もだめになる」と母は思ったそうです．

　治療をはじめた頃に比べるとプレドニンの量は減り，治療開始後4年目で1日に2錠半，12.5 mgになっていました．しかしこれ以上は減らず，内科の先生からは，「あとはこの量を一生飲んでください」と言われていました．

　母は私が薬漬けのまま一生過ごすのかと思うと，気が気でなかったといいます．昨年の4月のはじめ福田先生の講演会に出かけた母は，「薬が病気を悪くする．薬をやめなければ，病気は治らない」という話を聴き，「薬をやめるならこの先生しかない．この先生に治療してもらおう」と思ったそうです．

　母に連れられて福田医院に行ったのは，平成18年4月21日です．もっとも，私は初回の治療のことはあまり記憶になく，先生がしきりに言葉をかけてくださったことだけ，うっすら覚えています．母は福田先生にプレドニンや精神科の薬について，最終的にやめさせたいと相談したところ，先生は丁寧に聞いてくださったそうです．話しているうちに長年の緊張の糸が切れ，母はその場で泣き崩れてしまったと後日，話してくれました．

　現在，先生は磁気針で治療していますが，その頃は注射針で体のあちこちを刺激していました．他の患者さんの話では，場所によって注射針の刺激はかなり痛いらしいのですが，私は全然痛みを感じませんでした．「痛っ！」と叫ぶようになったのは，かなり経ってからのことです．

　不思議だったのは，福田先生の治療に通うようになってから，体がポカポカ温かくなってきたことです．頭のモヤモヤもすっと晴れて，気持ちも少しずつ楽になってきました．何と言えばいいのか，自分の中で，何かが変わっ

てきた気がしました．

壮絶なリバウンド

　体調や気分が変化するにつれ，私はこれまで使っていた精神科の薬をやめたいと思いました．今まで飲んでいた薬を急にやめるのは，無謀だったかもしれません．でも，どうしても薬なしで，やり直したかったのです．

　薬を中止するとたちまち眠れなくなり，気分も不安定になりました．リバウンド中の記憶はほとんどないのですが，家で暴れて何回か精神科に運ばれたことは覚えています．格子で囲まれた部屋に入れられ，「薬を飲みなさい」と説得されましたが，私は「いやです」と拒みました．今，薬を飲んだら元も子もないと思ったからです．先生は怒って，「飲まないなら，あなたを治すつもりはありません」と言って部屋を出て行ってしまいました．

　精神科の薬をやめた後のリバウンドは壮絶だったそうです．家族の話では，およそ2カ月間，私は興奮して家で暴れたり，母に暴力をふるったりしました．自殺未遂も，何度か起こしたそうです．

　そんな混乱の最中にも，母は私が内科で処方されていた薬の種類を減らそうとしていました．担当の先生に会い，膠原病の治療にしぼって薬を使いたい，精神安定剤のデパスや便秘薬，消化剤，アレルギー剤など，10種類以上もの薬はやめたいと相談しました．

　担当医は，「それはできません．今，具合が悪くなくても，予防のために薬を出しているのですから飲んでください」と受けつけず，「精神科の治療をやめたいなら，こちらの病院にも来ないでください」と検査などもすべて断られてしまったのです．

　こうして6年近く通った病院とも縁が切れ，6月からは福田先生の治療だけになりました．いわば逃げ場がなくなった状態になって，はじめて私も甘えが消え，自律神経免疫療法でしっかり治そうと覚悟ができたのです．

　ただ，プレドニンはいきなりやめると危険なので，別の病院の先生にお願

いして出してもらい，徐々に量を減らしていきました．完全にやめたのは7月の終わりです．心配していた膠原病の再発はなく，私は痛みから完全に解放されていました．この間，精神的にはなかなか安定せず家族は相当気をもんだそうです．

痛みもなく心も穏やかに

　私自身はリバウンドについてはあまり記憶がありません．覚えているのは，薬をやめたことで気持ちが楽になったということです．一番，変わったのは，感情をコントロールできるようになったことでしょうか．それまでは感情が高ぶると，どんどんエスカレートしていったのですが，夏を過ぎたあたりから次第に自分で自分を落ち着かせることができるようになりました．この頃は母への暴力はなくなり，母は「叩かれなくなって，ほっとした」そうです．

　家族はいつも私のことを心配して，いろいろなアドバイスをしてくれましたが，以前の私は何か言われるたびにひどく腹が立ちました．すべて妄想状態の中でしか考えられなかったために，家族が私を邪魔にしていると思ったのです．でも，精神的に落ち着いてからは，兄の助言も素直に聞くことができ，自分を心配してくれていると理解できるようになりました．

　何年もの間，プレドニンなしの生活をしたことがなかった私ですが，福田先生の治療で体のこわばりや痛みがとれ，関節も楽に曲げられるようになりました．頑固な肩こりもなくなり，体がとても楽になりました．治療をはじめた頃は視野がとても狭く，先生が指を動かしても目で追えませんでしたが，治療を重ねるうちに正常に見えるようになりました．

　うれしいのは人前にも出られるようになったことです．それまで病院へは兄か母がかならず一緒でしたが，8月に入ると家族も私の様子に安心したのか，「もう，1人で行けるね」と付き添わなくなりました．1人で行動するのは久しぶりのことです．健康な時は思ってもみませんでしたが，病気になり，それが治って誰にも頼らず歩けるということは，本当にありがたいこと

です．

　心の持ち方も変わりました．私は何か気になることがあると，いつまでも「ああでもない，こうでもない」とクヨクヨ悩むところがありました．治療を重ねていくうちに，悩み方が変わりました．いろいろ悩んでいても，治療を受けた後は頭がすっきりしてきて，「しょせん小さなことだ．どうでもいいか」と思えるようになったのです．悩みすぎなくなった分，気が楽になりました．

玄米食にしたら20 kgやせられた

　福田先生はいつも，「病気は自分で治すんだよ」と話してくれます．私も自分なりにできることをやろうと思い，まずは食事を玄米に変えました．主食を変えたとたん肉を食べたくなくなりました．白米のときはいつもお茶碗に大盛りにして食べていましたが，玄米はすぐおなかがいっぱいになるので，主食は以前の半分以下です．

　食べ物の好みも変わり，肉は食べなくなりました．焼き肉が大好物で，以前はどうせ膠原病で長生きできないんだからと，焼き肉をよく食べていました．今はお肉を見るだけで，胃がもたれる感じがします．肉をやめたかわりに，野菜の量がとても増えました．1日3食ほぼ玄米で，おかずは野菜や豆腐，魚，豆類が中心になり，1年間で20 kgやせました．

　繊維質のものが増えたせいか，お通じはびっくりするほど改善しました．精神科の薬を飲むと便がまったく出なくなり，便秘薬は欠かせません．その便秘が解消して毎日，バナナのようないい便が出ます．

　先生の治療で体にたまった悪いものを出していると思うと，自分でも汗を流してどんどん出したいと思います．そこで，毎日，乾布摩擦と犬の散歩を欠かさないようにしました．短い時間では汗をかかないので，室内犬と室外犬の2頭を連れ，なるべく長く歩くようにしています．これまでシャワーですませていたバスタイムも，今は半身浴です．汗がだらだら出るまで，じ

っくり入ります．

　つむじ刺激と爪もみは，磁気針を使って毎日，朝昼晩行いました．頭の治療点は私にはよくわからなかったので，頭全体を磁気針でゴシゴシこすってから，手足に向かって適当に体をつっつくようにしました．こうしたケアに取り組むようになってから，生理痛や腰痛もうそのようになくなりました．

　今までは夜，水を飲むと翌朝ひどくむくみましたが，今は朝もすっきりしています．治療をはじめてしばらく，いつも福田先生に「頭がぶよぶよしている」と言われていました．触ってみると確かに，頭皮が風船のように柔らかく，押すと指が沈んでいくような感じがありました．今ではそのぶよぶよもなくなり，すっかり元の石頭に戻っています．

　薬で頭がぼうっとしている期間が長かったせいか，以前に比べて記憶力が目に見えて落ちました．ちょっと前のことも，忘れてしまうのです．最近は脳トレのドリルをあれこれ買ってきては，漢字の問題や計算問題を解くようにしています．母も面白がって，一緒に楽しんでいます．

　1年以上経った現在も膠原病の症状はありません．再発を防ぐ意味でも，自分でできることは続けようと思っています．ここまでこぎつけたのは，まわりの人たちの支えがあったおかげです．母には一番苦労をかけました．ずっと私に叩かれていたわけですから，本当に悪いことをしたと思っています．いつも私を支えてくれた家族，そしてここまで応援してくださった福田先生に心から感謝しています．

自律神経免疫療法で手のふるえがとれ歩けるようになった
近藤春男（仮名，56歳）［会社経営］

ある日突然動けなくなった

　パーキンソン病とわかったのは，50歳のときでした．変調は血圧の異常からはじまりました．ある時から午後3時を過ぎると血圧が上がるようになったのです．病院でいろいろ検査しましたが異常はなく，自律神経失調症と言われました．ある日，血圧が200 mmHgを超し，めまいを起こして倒れ緊急入院になりました．

　検査のために内科に入院したのですが，そのうち体が思うように動かなくなったため不安になり，「私はなにか別の病気じゃないでしょうか？」と医師にたずねましたが，医師は「何でもないですよ」と言うばかりです．しかし，状態はどんどん悪くなり，しまいにベッドから起き上がるのもやっとになってきました．このままでは寝たきりになってしまうと，心配でたまりませんでした．

　内科からは10種類ほどの薬が出て，すべて飲むように言われました．しかし，薬を飲んでも具合はちっともよくなりません．両手一杯になるような量を飲むのには抵抗があり，はじめは適当に捨てていましたが，それが看護師さんにわかってしまい，「全部飲まないと治りませんよ」と言われ仕方なしに飲んでいました．

　体の動きはいよいよ悪くなり，不安は増すばかりです．私は病室に婦長さんを呼び，「私は別の病気じゃないでしょうか？」とたずねました．婦長さんは私の様子を，じっと見てこう言ったのです．「近藤さん，あなた体がふるえていますね．もしかしたらパーキンソン病じゃないかしら？　もしそう

なら，ここにいては駄目ですよ」と．

　私は即刻，内科を退院し神経内科に行きました．すると即座にパーキンソン病と診断されたのです．それからは自宅で療養しましたが，体が思うように動かないのと，パーキンソン病と言われたことで気分が滅入り，うつ状態にもなってしまいました．

　家の中にいるとひどく息苦しくなり，部屋の隅で小さく体を丸めてじっとしているしかありませんでした．そうやって縮こまっていると，今度はなんともいえない，怒りがこみ上げてきます．はらわたからうわ〜っと怒りがこみ上げてきて，なにもかも壊してしまいたいような衝動に駆られるのです．

　そんな気分を追い払おうと散歩に出ると，少しはすっきりするのですが，家にはいるとまた腹が立ってきます．こんな状態ですから，夜もよく眠れません．神経内科でうつの薬を出されましたが吐きけがして飲めません．かわりに出してもらったデパスは体に合ったので，これで気持ちを落ち着けるようになりました．

1回の治療で体が温かくなった

　薬でだましだまし暮らしていた私に，ある日，弟が福田稔先生の治療が紹介されている雑誌を持ってきてくれました．先生は薬も使わず，いろいろな病気を治しているようだったので，私も先生が専門としている自律神経免疫療法を受けてみたいと思いました．しかし，福田医院に電話すると予約がいっぱいで1年待ちと言われました．それでもいいと思い順番を待っていたところ，本当に1年後に病院から「近藤さん，お待たせしました．治療にいらしてください」と電話がかかってきました．平成13年1月のことです．その頃になると，誰から見てもはっきりわかるほど手は激しくふるえていました．

　はじめて治療を受けたその日のことは，今も忘れられません．福田先生は，「あなたの体はずいぶん冷えているなあ」と言いながら，注射針でチクチク

と体のあちこちを刺激しました．すると間もなく，体がポッポポッポと温かくなり，えも言われぬ気持ちよさが全身に広がっていったのです．頭のてっぺんに針を刺すと，何かがスーッと抜けていく感じがして，脳みそが浄化されたような感覚が起こりました．腰や尻を刺されるととても痛いのですが，嫌な感じではありません．これほど手応えを実感した治療ははじめてでした．その晩は数年ぶりにぐっすり眠ることができました．

それからというもの私は週に1度治療に通い，みるみる具合が良くなっていきました．手のふるえはすっかりおさまり，ぐっすり眠れるようになり食欲も出てきてうつ状態からも脱出することができたのです．

治療をはじめて2年間というもの，パーキンソン病であることに落ち込むことなく，すこぶる体調良く過ごすことができました．

薬がやめられない

手のふるえが再発したのは，福田先生が体調をくずし休診してからです．2年間の休診中，先生は具合が悪いのをおして時々診てくださいましたが，この間にまた激しく手がふるえだすようになり，物も持てなくなりました．やがて生活に支障をきたすようになり，平成15年に脳神経外科で頭の手術を受けました．

手術で手のふるえはいったん完全におさまったのですが，1年経たないうちに再発し，足にも異常が出るようになりました．歩こうとすると，足がもつれてよろよろとします．しまいにはベッドで寝返りを打つのも困難になりました．8時間もかけて受けた手術ですが，結果からすればなんの意味もなかったと思います．

動けないことには仕事もできないので，平成16年からは神経内科でパーキンソン病の薬を出してもらい，Lドーパ剤とドーパミン受容体刺激剤，デパスなどを飲み始めました．薬の効果は劇的で，ふるえはおさまり正常に歩けるようになりました．

平成17年秋から，福田先生のところへまた定期的に週1回治療に通えるようになり，薬では絶対に得られない心地良さがもどってきました．ぐっすり眠れるようになるのも，この治療ならではの効果です．しかし，その年の12月だったか，一時期，まったく体が動かせなくなったことがあり，もはやこれまでかと思いました．薬を使っていたので，その影響で体内のバランスがくずれたようです．年が明け春になってから，また動けるようになりホッとしました．

　福田先生からは，「薬をやめなさい」と言われていますが，一度，飲み始めた薬を切るのはなかなかできません．先生がおっしゃる通り薬をやめ，ストレスのない生活を送るようにすれば自分でパーキンソン病も治せると思います．でも，私の場合，治るに任せるという時間の余裕がありません．薬をやめると，どうしても動きが緩慢になります．私には仕事が山ほどあるので，手っ取り早く体を動かすためにどうしても薬を飲んでしまうのです．

　神経内科の先生からは，電極を脳に埋め込み，脳を刺激する手術を勧められています．アメリカの元ボクサー，モハメッド・アリや俳優のマイケル・J・フォックスが受け，みるみる回復したと言われている治療法で，4〜5年に1度，電池を入れ替えるだけでメンテナンスも簡単だと聞いています．けれど，神経内科の先生には「私はサイボーグじゃない．いやです」と断っています．

　胸の中では治療に専念したいという気持ちと，仕事をきっちりやりたいという気持ちのどちらもあります．自力で治したいという思いは今もあり，できるだけの養生はしています．毎朝，起床したら「つむじ押し」は欠かしません．両手の指で頭をゴシゴシ万遍なく押すのです．これをやると目がはっきり見えるようになり，気分はシャキッとします．「爪もみ」も，1日の中で気がついたときにやるようにしています．現在，体調を維持できるのは，先生の治療と自分なりにやっている手当ての成果だと思っています．

手術必至と言われた2cm大の顔面のおできが9カ月で消失

矢島妙子（仮名，64歳）［主婦］

正体不明のおできができて

　鼻の左横に小さなおできができたのは，平成15年の3月ごろでした．場所は左の目頭に近く，大きさは小豆くらいでしょうか．指で押してみると，少し固い感触でした．はじめは虫に刺されたと思っていましたが，何日経っても引っ込みません．

　友だちに見せると，「それはガングリオンみたいだから，放っておいてもそのうち治るんじゃない」と言います．私もそのうち治るだろうと，気にもせず放っておきました．けれど，1カ月ほどするとおできはさらにふくらみ，小指の爪くらいの大きさになっていました．できた場所が顔ですから，私もさすがに気になり近所の皮膚科をたずねました．

　そこではおできの正体はまったくわからず，がんセンターを紹介してくれました．こうしたおできは珍しいらしく，担当の医師は診断名がつけられないといいます．通院しながらレントゲン，MRI，CT，胸の検査，血液検査，尿検査など，ありとあらゆる検査を受けることになりました．内科，皮膚科，耳鼻咽喉科，整形外科といくつもの科を回り，おできを見せましたが，誰もが「原因不明」というばかりです．

　検査にまるまる1年かかりましたが，結局，がんセンターではわからずじまい．今度は大学病院を紹介され，振り出しにもどってしまいました．がんセンターの検査データやフィルムなど，全て持っていたにもかかわらず，大学病院でもまた同じ検査をくり返し，皮膚科，形成外科，耳鼻咽喉科と検査が続きました．

はじめは皮膚ガンを疑われたおできも,「良性」とわかりました.ただ正体は謎のままです.「診断がつかないと,治療法も決められません」と皮膚科で言われ,1cm四方の組織を切り取って組織検査をしました.大学病院では結論が出ず,別の機関に組織を送りました.

　結果を待つこと2カ月.おできについた診断名は「洞組織球症・ロサイドルフマン病」という聞き慣れないものでした.東南アジアの女性に見られる病気なのだそうです.やっと診断がついたところで,おできの治療は一時棚上げになりました.さまざまな検査をしているうちに,偶然に脳動脈瘤が見つかり,こちらの治療を優先することになったからです.平成17年の2月初旬に脳の手術を受けてから,しばらくおできの治療は保留にしておきました.

顔をえぐりとる手術が必要

　平成18年にはいってからも,おできはじりじりと成長し,2cm大になりました.場所が場所だけに目立ちます.放っておくと左目にかかり視神経を傷める危険性が出てきました.皮膚科の先生から,「おできを処置したほうがいい」と言われ,いくつか方法を提案されました.

　1つめは自然に任せて治るのを待つというもの.2つめ以下は「放射線を照射しておできの組織を破壊して除去する」「手術でえぐりとる」「ステロイド剤を患部に注射して小さくなるかどうか様子を見る」でした.良性とわかっていても,選択肢に上がっているのはまるでガン治療です.適切な治療法が見つからないから,とりあえずやってみようという感じでしかありません.

　はじめに試したのは,ステロイド剤でした.一番軽い治療法からやって,効果を見ることになったのです.1回目の注射で,わずかですがはっきりとおできが小さくなりました.どうやらステロイド剤が効きそうだということになり,少し時間をおいてから2回目を行うことにしました.待っている間に,おできが小さくなるかもしれないと,先生方も期待したようでした.

ところがそれから何カ月経っても小さくならず，2回目の注射を打っても変化がなく，間もなく元の大きさに戻ってしまったのです．
　次の選択肢は手術でした．おできを取る方法として，鼻の内側から処置する案が浮かびましたが，鼻の中にはまったく異常がなくこの案は消えました．
　残された方法は，おできを切り取るというものでした．おできは目頭のすぐ近くまできていたので，形成外科，皮膚科，耳鼻科にくわえ眼科までが加わって手術方法が話し合われました．
　その内容は想像がつかないような，大がかりなものでした．
　おできを大きめにえぐりとると，当然，大きな穴があきます．この穴を埋める処置がたいへんなのです．おできを切除した後，私の骨の一部を取って骨片で穴を埋め，額の皮膚で傷を覆います．額の皮膚をしっかり伸ばすために，額の中にバルーンを入れ皮膚をふくらまし，伸びきった皮膚で傷跡を覆うことになります．
　「お母さんからもらった生まれたときの顔には戻れませんから，その覚悟でのぞんでください」と，先生方は言います．
　手術の説明を聞けば聞くほど，「そんな治療には耐えられない……」という思いがこみ上げてきました．そのときふと10年近く前，娘がアトピー治療でお世話になった福田先生を思い出しました．当時，先生は「刺絡療法」を行っていて，娘のアトピーだけでなく，私の肩こりや夫の膝痛も良くなりました．リウマチだった知人は，薬をやめてこの治療だけで治すことができたのです．
　「もう一度，福田先生の治療を受けてみよう」そう思った私は，手術の日程の説明に入った先生方に勇気を振りしぼって言いました．
　「ちょっと待ってください」
　先生方はびっくりしたような顔をしました．
　「待てませんよ．一刻の猶予もありませんから」
　「お願いです．他の治療を試してみたいのです」私は必死に頼みました．

「あなたは何の治療をやるつもりなんですか？」

「免疫を上げる治療で病気を治す先生がいます．鍼治療です」

すると，先生方は笑いながらこう言いました．

「そんな！　針で治るくらいなら，私たち医者はいらないですよ．あなたは，治ると信じているんですか？」

「リウマチや膠原病が治った人たちを，私はこの目で見ています．ですから，私も試してみたいのです」

「そんなもので，これが治るわけないじゃないですか」

「そうかもしれません．でも，今は私の気持ちが手術に向かわないのです．気持ちを整理するためにも，その先生の治療を受けたいのです」

「どのくらい待てばいいんですか？」

「めどがたつまで，待ってください」

「そんなに長く待てません．これが大きくなったら目があぶない」

「じゃあ，せめて私に1カ月時間を下さい」

私の粘りに先生方もしぶしぶ納得し，1カ月後に手術の日程を決める約束で話は終わりました．

1回の治療で小さくなった

福田医院をたずねたのは，平成18年6月7日のことです．

先生にこれまでの経緯を説明し治療をお願いしたところ，「来てごらん」と言ってくださいました．診察をはじめるなり先生は，「あ〜，冷えてるなあ」とつぶやきました．「あなたは，体の左側の冷えが強いね．左側の調子が悪いんじゃないか？」と聞かれました．なるほどおできも左側，その少し前にできたものもらいも左目でした．

久しぶりの治療で見たのは，注射針ではなく磁気の針でした．出血こそしませんが，痛さは注射針に勝るとも劣りません．病気を治したい一心で我慢しました．

おできの脇を押されたときは，飛び上がるほどの痛さでしたが，治療後は目の前がぱっと明るくなりました．目の前の景色が雨上がりのように，くっきりと澄み切って見えます．体も軽くなって，肩が柔らかくなっていました．その日は，かなり長い間，体がポカポカと温かく気持ちの良さが続きました．
　初回の治療後，2日ほど経った朝，鏡をのぞいてハッとしました．おできが小さくなったように見えたのです．主人も気がつかないので，そのときは自分の見間違いかとも思いました．
　ところが2回目の治療の後も，また少し小さくなっているのです．どうやら，治療をした2～3日後に小さくなるようでした．週に1回治療に通って1カ月経った時，なんと，おできは半分になっていました．会う人ごとに，「小さくなったね」と言われます．これには福田先生も，びっくりしていました．
　大学病院の予約は取ったままにしてあったので，私は晴ればれとした気分で出かけました．半分になったおできを見て，担当の先生は，「あれ？　小さくなってる」と首を傾げました．
　「おかげさまでここまできました」
　「何をやったんですか？」
　私はしっかりと答えました．
　「以前，お話しした通り鍼治療です」
　「針って何をやるんですか？」
　「針刺激で自分の免疫力を上げる方法なんです．食事や運動とかいろんなことに気をつけながら体の免疫を上げて，病気を治していくんです」
　「そんなことで，こんなになるのかね？」
　その場には何人もの先生がいましたが，若い先生方は興味深げにおできを眺め，「手術はたいへんだから，これでよくなったら，こんなにいいことはないですよ．本当によかったですね．矢島さんが，次に来るのが楽しみだな．どのくらい変わっているかな」とおっしゃいました．先生方の認めてくださ

った顔が，私にはとても励みになりました．

セルフケアで二人三脚

　治療がはじまってからは，福田先生のアドバイスを聞きながら自分でも体の手当てをするようになりました．まずは食事から変えることにして，主食はすべて玄米にしました．すると，肌がとろとろになめらかになり，便通もたいへんよくなりました．お恥ずかしい話ですが，「これ以上出たらどうしよう」と思うくらい，いいお通じがつくのです．

　先生が考案された「爪もみ」は，"ながら健康法"の定番です．テレビを見ながらやっていると，体がポカポカしてきます．体を芯から温めるために，半身浴は毎日行いました．だいたい10分程度浸かって，最後に肩まですっぽり入って温まります．半身浴をしている間はマッサージタイムです．足から顔まで，手でさするようにしてなで上げます．特に冷えがきつい左半身は念入りにやります．足から頭まで，全身3回はさするようにしました．

　先生には「ストレスをためないこと」と言われているので，心の持ちようも私なりに変えてみようと思いました．私の血液型はO型ですが，周囲からは「A型でしょ」と言われます．抜けている面もある反面，神経質な面があるのでそう映るのでしょう．悩みはじめると，いつまでもクヨクヨするところがあるので，何か気になる種が心に生まれたときは，「ままよ！」と思って気楽に暮らすことにしました．

　3カ月過ぎには，おできは表面から1 mmくらい盛り上がっている程度になり，治療をはじめて9カ月後には跡形もなく消えてしまいました．鼻の左脇の骨は，おできのせいで一部溶けています．良性とはいえ，骨を溶かす力があったということが恐ろしいです．

　おできが無くなった跡には，小さな窪みができています．検査で1 cm四方の皮膚を切り取った跡です．もしも，この治療法を知らなければ，私は手術を受けていたかもしれません．そうなれば，小さな窪みではすみません．

今ごろ，私の顔はどんなことになっていたのでしょうか？

　私はこの病気のおかげで，自分がいろいろな人に支えられ助けられたことがわかりました．脳動脈瘤が見つかり未然に破裂の危機から逃れられたのも，おできの検査がきっかけです．その意味で，私はおできにも感謝しているのです．家族の支えも大きく，主人と子供の前向きな言葉が力を与えてくれました．

　今年の春から主人と2人，いろんな思いを込めて県内の観音様巡りをはじめました．今は，三十三観音のうちちょうど半分程に手を合わすことができた嬉しさに感謝しています．

　先生は，「病気を治すのは医者じゃない．患者さんなんだよ．医者は治るのを助けているだけ」と，よくおっしゃいます．この1年，治療を続けながら，自分でやるべきこともやりました．福田先生と二人三脚で治すことができたことが，大きな喜びです．

治療が難しいとされる
スキルス胃ガンと共存し，毎日が充実
水内晴子（仮名，53歳）[営業]

ガン細胞が胃の幽門をふさいだ

　福田医院に通いはじめたのは，今年（平成19年）の1月中旬．治療期間は半年足らずですし，まだ治療中の身ですから，私の体験がどのくらい参考になるかはわかりません．それでもあえてお話しするのは，私と同じようにスキルス胃ガンを抱え闘病している方に，なにかしらヒントになればと思うからです．悪性度が高いとされるスキルス胃ガンも，体の中の治癒力を促すならきっと希望が見えてくる．そんなお話をしたいと思います．

胃の具合が悪くなったのは，昨年の 10 月はじめです．食べたものをもどしてしまい，食事ができなくなったのです．今思えば症状は，その 2 週間ほど前からありました．胃もたれが起こるようになっていたので，最初は食べ過ぎか，胃の調子が悪いな，くらいに思っていました．

　数年前からはじめた営業の仕事は忙しく，すぐに休めなかったので我慢していました．しかし，胃の辛さが変わらないので 3 日後に近所の個人病院に行ったところ，予想通り急性胃炎と言われ，何種類か胃薬をもらって帰ってきました．この時点では，固形物は受け付けないものの，流動物・水分は体に入っていました．

　ところが薬を飲んでも症状は悪化する一方です．それどころか今度は，水を飲むと飲んだ分だけ吐くようになり，3 日後には水も食事もとれなくなって脱水症状を起こしていました．再度，病院に行き「具合が悪いので入院させてほしい」と頼んだところ，その日のうちに別の総合病院に入院することになりました．

　精密検査の結果は，胃炎ではなくスキルス胃ガンでした．ガン細胞は胃から十二指腸につながる幽門という所にできており，幽門をふさいでいました．そのため食べた物が腸へ通過せず，もどしていたのです．その年の 3 月に受けたガン検診では異常はなく，わずか 7 カ月間で急激に進行したようです．

　ガンとわかったら，あらいざらい患者に告知する医師が多いと聞きますが，私の担当医は病名だけを告げ，ガンの進行度や余命については何も言いませんでした．胃ガンの中でも悪性度が高いとされるスキルスになった．この事実を認めるのが精一杯で，私も細かなことを聞けずじまいでした．

　医師が提案したのは，次のようなことでした．
・ガン細胞が腹膜に転移していなければ，胃の全摘手術をする．
・ガン細胞が転移している場合は全摘手術はできないので，食べ物が腸に行くように，胃と腸をつなぐバイパス手術のみを行う．

　手術前の検査では転移が認められなかったことから，11 月 3 日に全摘手

術を受けることになりました．しかし胃の裏側の腹膜にガン細胞が散っていたため，結局，手術はできず，バイパス手術だけになりました．

　術後は抗ガン剤治療に切り替わりました．もし，これでガン細胞が散らばっている付近が小さくできれば，全摘手術ができるかもしれないという話でした．使ったのは TS-1 という抗ガン剤で，今までの抗ガン剤に比べると副作用が少ない画期的な薬だと聞かされました．このとき末期ガン宣告をされました．ステージは「4」で，短くて半年，長くて何年とは人によって違うので言えないということで，私にとって青天の霹靂の出来事でした．

抗ガン剤で延命しても意味がない

　退院後は仕事をしながら抗ガン剤治療を続けることになり，とりあえず2クール薬を飲みました．1クールは，1カ月間抗ガン剤を飲み2週間休むというもの．これを2回繰り返したわけですが，2カ月間でガンは進行もせず，小さくもなりませんでした．

　副作用は少ないという説明でしたが，私にとっては辛い症状がやってきました．体がだるくて，つねに気持ちが悪いのです．常時むかむかしていて，吐きけがするために食事もとれません．私は営業の仕事をしているのですが，いつも気持ちが悪いために仕事にも差し支えました．ひどいときはコンビニの駐車場に車をとめ，1時間くらい寝ていなければならないのです．こうした症状の他に，体のあらゆる所で色素沈着がおこり，指先などは一時真っ黒になりました．入院時は10 kgやせ，体力も落ちていましたから，がんばって仕事したいという気持ちはあっても，体はついてこないのです．

　TS-1で思うような結果が出なければ，次の段階は別の抗ガン剤を使うことを提案されましたが，私は気乗りしませんでした．私の求めるところは，ガンとわかる前の普通の生活——子どもたちに食事を作り，家事をこなし，好きな仕事を続けられる生活を送ることです．最初は，命が助かるならと思い抗ガン剤治療をしましたが，たとえ命がながらえたとしても，普通の生活，

ましてや仕事をすることは難しいのです．それだったら抗ガン剤で延命しても意味はないと思ったのです．

　担当医にも，「抗ガン剤治療を続けることで生活に支障をきたしている，たとえ命を縮めようとも，最後まで副作用に苦しまない生活にこだわりたいので，薬をやめたい」と伝えました．そして福田稔先生の治療にかけてみたいとも言いました．抗ガン剤治療が終わった時点で，知人から福田先生を紹介され治療を受けられることになっていたからです．

　知人は10年近く前に胃ガンにかかりましたが，手術を受けず，福田先生の免疫治療でガンを克服し，現在もばりばり仕事をこなしています．病状によって結果も違ってくるかもしれませんが，私は知人の回復を目の当たりにして，体の治癒力を信じてガンに向き合いたいと思ったのです．こうした経緯を話したところ，担当医は私の希望を聞き入れてくれ，定期的な検査もこれまで通りフォローしてくれることなりました．ありがたいことだと思います．

2回の治療で幽門の閉塞がとれた

　平成19年1月中旬から福田先生の治療がはじまりました．

　治療をはじめて驚いたのは，福田先生がスキルス胃ガンを特別にやっかいなガンと捉えていなかったことです．「スキルスであっても，リンパ球を増やしてやれば大丈夫だよ」「あなたも，今はリンパ球が少ないけれども数が増えていけば望みがある」と前向きに見てくださいました．幸い私のリンパ球の増え方は順調で，初診時は1360／mm^3だったリンパ球が，2月1日には1860／mm^3，3月12日には2340／mm^3と右肩上がりで増加していったのです．

　リンパ球が増えると病気も改善される．このことは，2月に総合病院で受けた検査結果でも明らかでした．胃カメラでチェックしたところ，それまでふさがっていた幽門が完全に貫通していたのです．

私は思わず担当医に,「先生,これってどういうことですか?」とたずねました.すると,「良くなっているということです」と言うではありませんか.幽門部がふさがっていたのは,ガン細胞がふくれていたためです.そこが貫通したということは,ガン細胞が縮小したと考えていいそうです.
　医師は,「現在のところやめた抗ガン剤が効いているのか,あなたが今やっている治療が効いているのか,判断はつけがたいところです.やめた直後は効果が出ていませんでしたが,こうしていい変化があったのだから,薬を続けてくれませんか」とも付け加えました.
　担当医が親身になってくれるのはありがたかったのですが,抗ガン剤治療に戻る気はまったくありませんでした.まだ2回程度しか治療をしていないのに,体調も良くなり,食欲はありすぎて困るくらいになっていました.私の体にそなわっている治す力で,ガンと向き合いたかったのです.

ストレス源の夫と別れて

　体調が良くなるにつれ,先生がいつもおっしゃっている「ストレスは万病の元だよ」「ストレスを抱えないように」という言葉を,しみじみ噛みしめるようになりました.私がガンになったのも,まさしくストレスが原因でした.夫と大学生,高校生の息子がいる我が家は,はたから見ると幸せいっぱいの家族に見えるでしょう.けれど,二十数年生活をともにしてきた夫との間には修復しがたい亀裂が入り,温かな家庭生活とはほど遠い暮らしを送ってきました.
　夫の家は,地域では名の知れた建築関係の会社を経営していました.義母は私たちが結婚してまもなく心臓病で亡くなり,その後,数年して痴呆症になった義父が家業を夫に譲りました.当時私は幼い子どもたちを育てながら,義父の介護をしていましたが,1人で何もかもやっているうちに足腰を傷めてしまいました.
　手伝いの人を頼んではしいと相談しても,夫はまわりの小姑や親戚の意見

重視で「嫁がやるものだ」「人に世話を頼むのはみっともない」となかなか応じてくれません．やっと頼んだ手伝いの人も1日中いるわけではないので私の負担は減らず，義父の介護で子どもの幼稚園での初めての親子遠足にも付き添えない状態でした．

夫が家事や育児にタッチしないのはあきらめていましたが，せめて義父の朝食だけでも手伝ってほしいと思いました．義父は1人で食べられますが，痴呆症のために集中力がなく食事に時間がかかります．いつも私が声をかけて，食事を促していたのです．夫に頼んだところ，「こんなストレスがたまることができるか．俺は仕事に行くんだぞ」と3日間でやめてしまいます．

3年間，寝たきりになった義父の介護をしてわかったことは，夫には夫婦で助け合うという気持ちがまるでなかったということでした．それどころか気にいらないことがあったり，私が夫の意見に従わないと腹を立てて私を殴り，私は救急車で運ばれたこともありました．

夫が暴力を振るうことは夫の兄姉たちも知っていましたが，みんな見て見ぬふりをするか，私が夫の機嫌をそこねたのがいけないと，逆に私を責めました．姉に頭が上がらない夫は仕事のこと，家の行事，法事などはすべて姉に相談し，私はかやの外でした．姉はしばしば私の子育てを批判し，夫はそのことで私に腹を立て言葉を荒げます．1度だけ息子に暴力を振るったことがあり，さすがの私も家を出ようと思いました．しかし，2度と子どもに手をあげないと夫が約束したため，そのときはおさまりました．

私さえ我慢すれば，なんとか家庭生活も維持できる．そう思ってずっと我慢してきました．けれど，ガンになってみると，もう無理をしたくないという気持ちが強くなりました．数年前からはじめた営業の仕事は，ノルマは厳しいですがやりがいがあります．好きな仕事を続けながら充実した日々を送りたい．だから，私自身を必要としていない人間と暮らすこともない．小姑の理不尽な暴言も聞きたくない．それを容認している夫とも暮らしたくないと思い離婚しました．子どもたちは私と一緒に暮らしていますが，そう遠く

249

ない時期に独立するでしょう．

ガンで良かった

　つい最近，担当医から，「当初，余命は半年くらいだと見ていた」と言われました．現在は体調も落ち着いているので，治療の間隔も週に1度から10日に1度くらいです．

　治療中，一番強く実感した変化．それは声がしっかり出せるようになったことです．

　営業はお客様と話すのが仕事です．抗ガン剤治療をしていた頃は声に力が入らず，しゃべり方が弱々しくなっていました．そのためセールストークにも説得力が出ないのです．声に力が戻ってからは押し出しも強くなり，お客様に自信を持って商品説明ができるようになりました．私にとって本当にうれしい変化でした．

　幽門が開通しバイパスもついているので，食べ物の通りが良く食欲は旺盛です．入院時に減った10kgはあっという間に取り返し，ガンとわかる前より2kg太りました．もちろん体調が良いからといって，楽観しすぎないように気をつけています．

　生活面では自分でできる養生は心がけています．血液の流れを良くしたいので，お風呂に入ったときには「爪もみ」をやります．毎日ではないですが，乾布摩擦もやっています．食事は玄米を夕飯にかならず食べるようにしています．

　ただ，こうしたことはあまりきちきちにはやっていません．1日の用事を終えて食事の片付けなどをしたら，ぼうっとテレビでも見てのんびりする時間を優先しています．"自分が気持ちいいことをやる"というのが，私流の免疫アップ法です．

　ガンを告知されたときは，「どうしよう……」と思い悩む日々がありました．けれど，今はガンで良かったと思います．ガンですぐには死にません．死ま

でに余裕があります．人生を選択する意志もあるからです．たとえば，義父のように痴呆症になれば，自分の意志がなくなり，物事にたいする判断力を失ってしまいます．

　私の場合，病気を治すという気持ちを持ちながらも，命は永遠に続かないという覚悟もあります．「今のうちにあれはやっておこう」と考えたり，「こういうことはしておかないと」と自分で判断し行動できます．こうして自分の人生をプロデュースできるありがたさをひしひしと感じているのです．

　現在の私は内視鏡検査において，ガン細胞所見なし，血液検査では，腫瘍マーカー正常値，CT検査では，他の臓器への転移所見なし，福田先生の治療を受けて出てきた検査経過です．福田先生の治療と出合え，自分の心と体に正直に向き合うことができ，本当によかったと思っています．

稿を終えるにあたり

　平成3年から5年ごろ,冬の晴れた日にかぎって,ゴルフに出ようとすると虫垂炎(盲腸)の患者さんが来て,ゴルフができなくなることがしばしばあった.おもしろ半分で,「これはきっと気圧が邪魔をしているのだ」と思い,気圧計を買って毎日気圧を調べてみた.

　すると,謎が謎を呼び,迷宮に入り込んだ.知恵をしぼって,高気圧と虫垂炎の関係を解き明かそうと試みたが,答えはいっこうに出ない.そうこうするうちに,当時,新潟大学の教授だった藤田恒男先生(現東京大学名誉教授)に紹介され,安保徹先生にたどり着いた.

　この虫垂炎の謎解きは,安保先生を巻き込み共同研究につながった.平成7年の暮から2人で無我夢中になって,助け合ったり競い合ったりしながら,はや12年がたった.この過程には,楽しかったこと,苦しくて何度も死を覚悟したことなどさまざまなことがあった.

　信じたことを貫き通した後には,「病気をつくるのも治すのも本人であり,医療関係者ができることはせいぜい20%以下である」ということにたどり着くことができたのである.

　「患者さん自身が病気を治す」という結論にたどり着いたいま,新しく考案した「つむじ理論」の効果も加わり,アトピー性皮膚炎,うつ病,リウマチなどの治癒率は90%を超えた.ガンの症例でも80%を超えるのではないかと予想している.自律神経免疫療法は,私個人が独創で作り上げたものではなく,多くの患者さんを観て,看て,診ることによって,患者さんから教えられたものと感謝している.

　これまでは自律神経免疫療法や「福田―安保理論」の普及

には，50〜100年は必要だと考えていたが，最近になってじわじわと周囲に浸透し始めていることがわかった．この研究は，行えば行うほど奥が深く，いまだに終着点がない．

　古来，日本の医学や養生の考え方は世界に誇れるものであり，時代とともに進歩をとげてきた．道元，貝原益軒，水野南北，後藤艮山（ごとうこんざん）などの先人たちこそが，自律神経免疫療法の開祖だと私は考えている．
　道元，水野南北は食の重要性を説き，貝原益軒は，自然の摂理を説いた．
　後藤艮山は病が癒される機序をこう説く．
「百病は一気の留滞により生ず．病，瞑眩せざれば，その病は癒えず」
　瞑眩が治癒に不可欠であることを，すでに見抜いていたのである．
　20世紀に入り，元東北大学医学部講師の斉藤章先生は，病気の成因は，白血球中の分画のバランスにあると，生物学的二進法を説いた．私が治療で用いている磁気針の考案者である石渡弘三氏は，磁気による医療を追求し交流磁気での治療法を発明している．
　このように，日本にはすばらしい知恵者たちが異彩を放ち続けている．先人が示した知恵，創造性，感性の高さは，世界広しといえども日本人独自のものである．医学にたずさわる者として，先達に深く頭を垂れ，今後も彼らの教えを実践していきたいと考えている．

　　　　　　　　　　　　　　　　　　福田　稔

【著　者】福田　稔（ふくだ　みのる）

1939年、福島県生まれ。新潟大学医学部卒。福田医院医師。日本自律神経免疫治療研究会理事長。67年新潟大学医学部第一外科入局。96年に刺絡療法に出会い独自の研究を重ね免疫力を高めて病気を治す自律神経免疫療法を確立。『ガンはここまで治せる！』『免疫を高めて病気を治す自律神経免疫療法』（ともにマキノ出版）など著書多数。湯島清水坂クリニック（〒113-0034 東京都文京区湯島2-14-8 ヒダビル1F 電話03-5818-1580）顧問。

【協　力】安保　徹（あぼ　とおる）

1947年、青森県生まれ。東北大学医学部卒。72年、青森県立中央病院に内科研修。74年、東北大学歯学部微生物学の助手。79年、米国アラバマ大学に5年間留学。91年より新潟大学医学部教授。専門は免疫学・医動物学。『免疫革命』（講談社インターナショナル）、『未来免疫学〜あなたは顆粒球人間かリンパ球人間か』（インターメディカル）、『医療が病いをつくる〜免疫からの警鐘』（岩波書店）など著書多数。

免疫力を高めて病気を治す画期的治療法

「自律神経免疫療法」入門
―― すべての治療家と患者のための実践書

2007年10月20日　第1版第1刷発行
2009年12月10日　第1版第2刷発行
2011年12月10日　第1版第3刷発行
2015年12月10日　第1版第4刷発行
2023年11月10日　第1版第5刷発行

著　者　　福田　稔
　　　　　©2009 M.Fukuda
協　力　　安保　徹
発行者　　高橋　考
発　行　　三和書籍

〒112-0013　東京都文京区音羽2-2-2
電話 03-5395-4630　FAX 03-5395-4632
http://www.sanwa-co.com/
sanwa@sanwa-co.com
印刷／製本　モリモト印刷株式会社

乱丁、落丁本はお取替えいたします。定価はカバーに表示しています。
本書の一部または全部を無断で複写、複製転載することを禁じます。

ISBN978-4-86251-025-9 C3047

三和書籍の好評図書

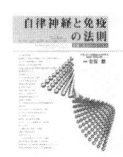

本書を読まずして安保理論は語れない！

自律神経と免疫の法則
——体調と免疫のメカニズム

新潟大学教授 **安保 徹** 著

B5／並製／250ページ／本体6,500円＋税

好評発売中

Contents
1.気圧と疾患（虫垂炎）／2.白血球膜上に発現する自律神経レセプターと白血球の生体リズム／
3.感染による白血球の変化、そして体調／4.神経、内分泌、免疫系の連携の本体／5.新生児に生理的に出現する顆粒球増多と黄疸の真の意味／6.胃潰瘍発症のメカニズム／7.妊娠免疫の本体／8.ストレス反応の男女差そして寿命／
9.アレルギー疾患になぜかかる／10.癌誘発の体調と免疫状態／11.東洋医学との関連／12.骨形成と免疫の深い関係／
13.免疫システムと女性ホルモン／14.自己免疫疾患の発症メカニズム／15.担癌患者とNK細胞／
16.ストレス、胸腺萎縮、回復時の自己反応性T細胞の産生／17.副腎の働き／18.ステロイドホルモン剤の副作用の新しい事実／
19.リンパ球はなぜ副交感神経支配を受けたか／20.傷負い体質のメカニズム／21.臓器再生、免疫、自律神経の同調／
22.尿中カテコールアミン値と顆粒球そして血小板／23.老人の免疫力／24.内分泌攪乱物質の免疫系への影響／
25.妊娠前の免疫状態と不妊／26.免疫系の年内リズム／27.アトピー性皮膚炎患者のためのステロイド離脱／
28.腰痛、関節痛、そして慢性関節リウマチの治療／29.胃痛、胃潰瘍、アトピー性皮膚炎、慢性関節リウマチについて／
30.膠原病、自己免疫病に対するステロイド治療の検証

鍼灸学術の集大成、空前絶後の作品！

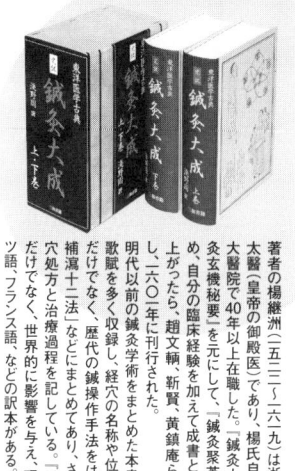

完訳 東洋医学古典 鍼灸大成

上・下巻（上巻…1～五巻／下巻…六～十巻）

四六判／上製／約一四〇〇頁／上下巻／定価一五,〇〇〇円（税込）

楊継洲 著
淺野周 訳

推薦 水嶋クリニック **水嶋丈雄**

『鍼灸大成』は古典でありながら現代医療においてもまったく遜色がない内容として鍼灸に携わる者として必ず目を通しておかなければいけないバイブルです。

好評発売中

著者の楊継洲（一五二二〜一六〇九）は浙江衢県人、祖父は太醫の楊豫洲（皇帝の御殿医）であり、楊氏自身も長期にわたり大醫院で40年以上在職した。『楊氏家伝の鍼灸玄機秘要』を元にして、『鍼灸聚英』などの文献を集め、自分の臨床経験を加えて趙文炳、靳賢、黄鎮庵らが整理、資金援助もあったら、一六〇一年に刊行された。

明代以前の鍼灸学術をまとめた本書は、とりわけ鍼灸歌賦を多く収録し、経穴の名称や位置、図などだけでなく、歴代の鍼灸操作手法をはっきりさせ、『鍼灸十二法』などにまとめており、さらに各種疾患の配穴処方と治療過程を記している。『鍼灸大成』は、中国だけでなく、世界的に影響を与え、現在では英語、ドイツ語、フランス語、などの訳本がある。

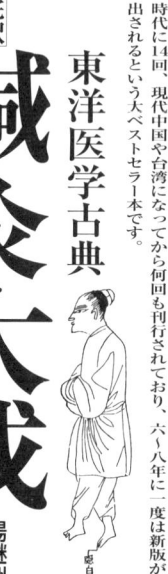

三和書籍の好評図書

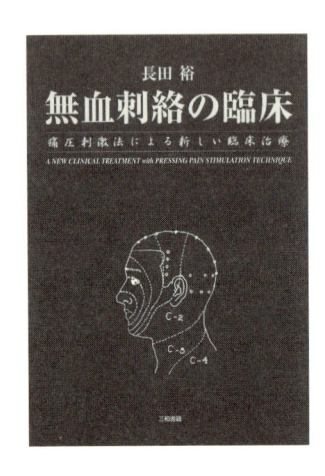

無血刺絡の臨床
＜痛圧刺激法による新しい臨床治療＞

長田　裕著
B5判　上製本　307頁　11,000円+税

本書は「白血球の自律神経支配の法則」を生み出した福田・安保理論から生まれた新しい治療法である「無血刺絡」の治療法を解説している。薬を使わず、鍼のかわりに刺抜きセッシを用いて皮膚を刺激する。鍼治療の本治法を元に、東洋医学の経絡経穴と西洋医学のデルマトームとを結びつけ融合させた新しい髄節刺激理論による新治療体系。

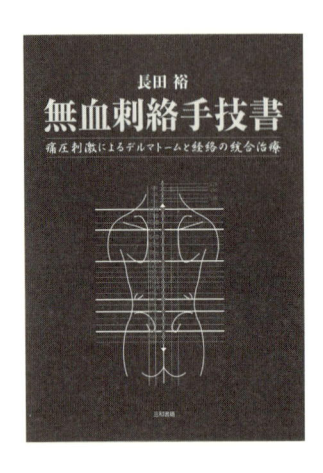

無血刺絡手技書
＜痛圧刺激によるデルマトームと経絡の統合治療＞

長田　裕著
B5判　上製本　147頁　6,000円+税

本書は、脳神経外科医である著者がデルマトーム理論を基に臨床経験を積み上げる中で無血刺絡の実技を改良してきた成果を解説したものである。
「督脈」の応用など新たな貴重な発見も多く記述されており、無血刺絡に興味のある鍼灸師、医師、歯科医師にとってはまさに垂涎の書である。

三和書籍の好評図書

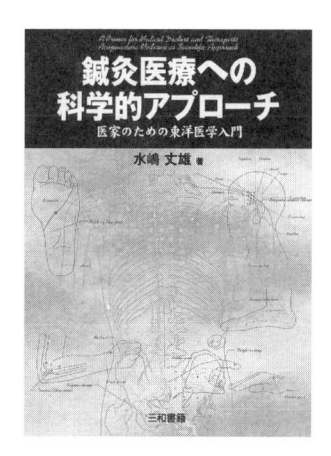

鍼灸医療への科学的アプローチ
＜医家のための東洋医学入門＞

水嶋丈雄著
B5判　上製本　120頁　3,800円+税

本書は、これまで明らかにされてこなかった鍼灸治療の科学的な治療根拠を自律神経にもとめ、鍼灸の基礎的な理論や著者の豊富な臨床経験にもとづいた実際の治療方法を詳述している。現代医療と伝統医療、両者の融合によって開かれた新たな可能性を探る意欲作!

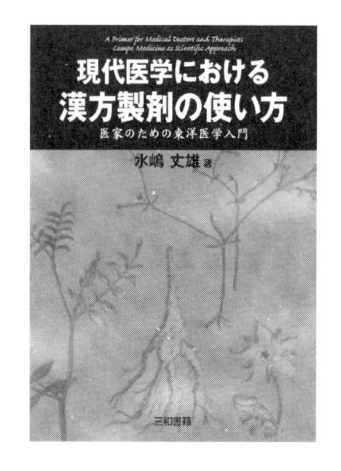

現代医学における漢方製剤の使い方
＜医家のための東洋医学入門＞

水嶋丈雄著
B5判　上製本　164頁　3,800円+税

現代医学では治療がうまくいかない病態について、漢方製剤を使おうと漢方医学を志す医師が増えてきている。本書はそのような医家のために、科学的な考え方によって漢方製剤の使用法をまとめたものである。
漢方理論を学ぶ際には、是非とも手元に置いていただきたい必読書である。

三和書籍の好評図書

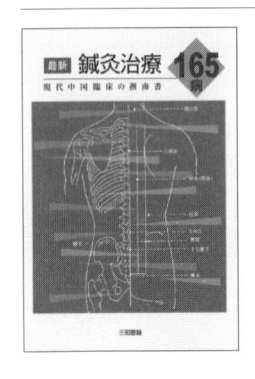

最新　鍼灸治療165病
＜現代中国臨床の指南書＞

張　仁 編著　　淺野　周 訳
A5判　並製本　602頁　6,200円＋税

腎症候性出血熱、ライム病、トゥレット症候群など、近年になり治療が試みられてきた最新の病気への鍼灸方法を紹介する臨床指南書。心臓・脳血管、ウイルス性、免疫性、遺伝性、老人性など西洋医学では有効な治療法がない各種疾患、また美容疾患にも言及。鍼灸実務家、研究者の必携書。

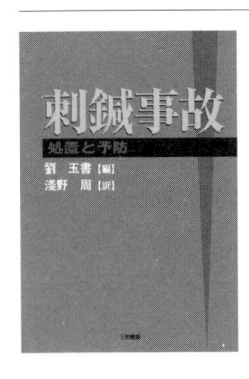

刺鍼事故
＜処置と予防＞

劉玉書[編]、淺野周[訳]
A5判　並製　406頁　3,400円＋税

誤刺のさまざまな事例をあげながら、事故の予防や誤刺を起こしてしまったときの処置の仕方を図入りで詳しく説明。鍼灸医療関係者の必読本！「事故を起こすと必ず後悔します。そして、どうしたら事故を起こさなくて効果を挙げられるか研究します。事故を起こさないことを願って、この本を翻訳しました」

（訳者あとがきより一部抜粋）

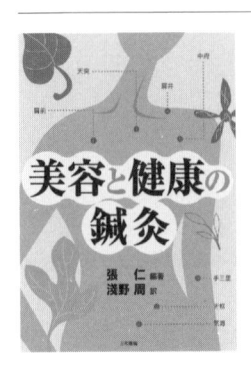

美容と健康の鍼灸

張仁　編著　　淺野周　訳
A5判　並製　408頁　3,980円＋税

本書は、鍼灸による、依存症を矯正する方法、美容法、健康維持の方法を紹介している。美容では、顔や身体のシミやアザなど容貌を損なう皮膚病を消す方法を扱い、さまざまな病気の鍼灸による予防法も紹介。インフルエンザ、サーズ、エイズ、老人性痴呆症など多くの病気について言及している。鍼灸の専門家はもちろん、中医学に興味のある方には貴重な情報がまとめられた、まさに必携書である。